U0213785

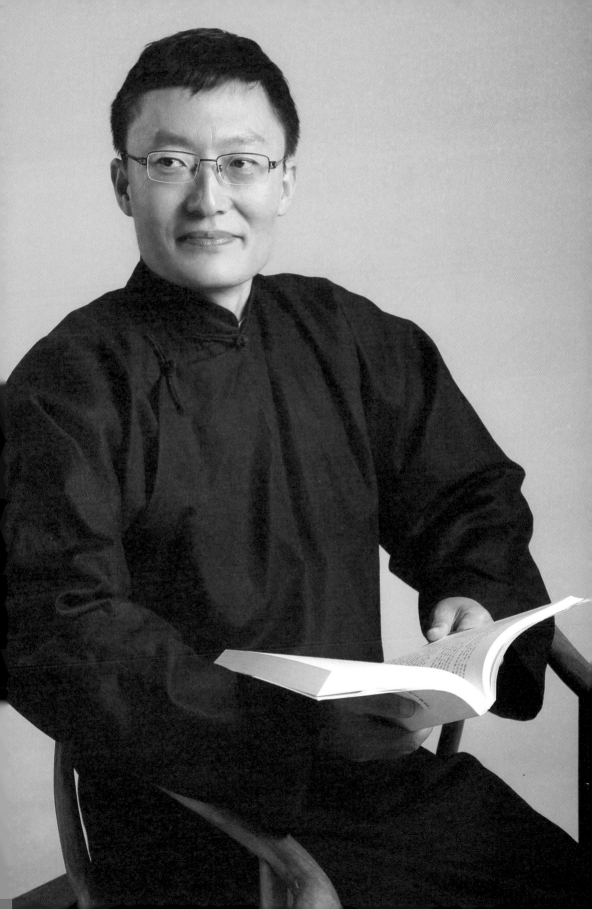

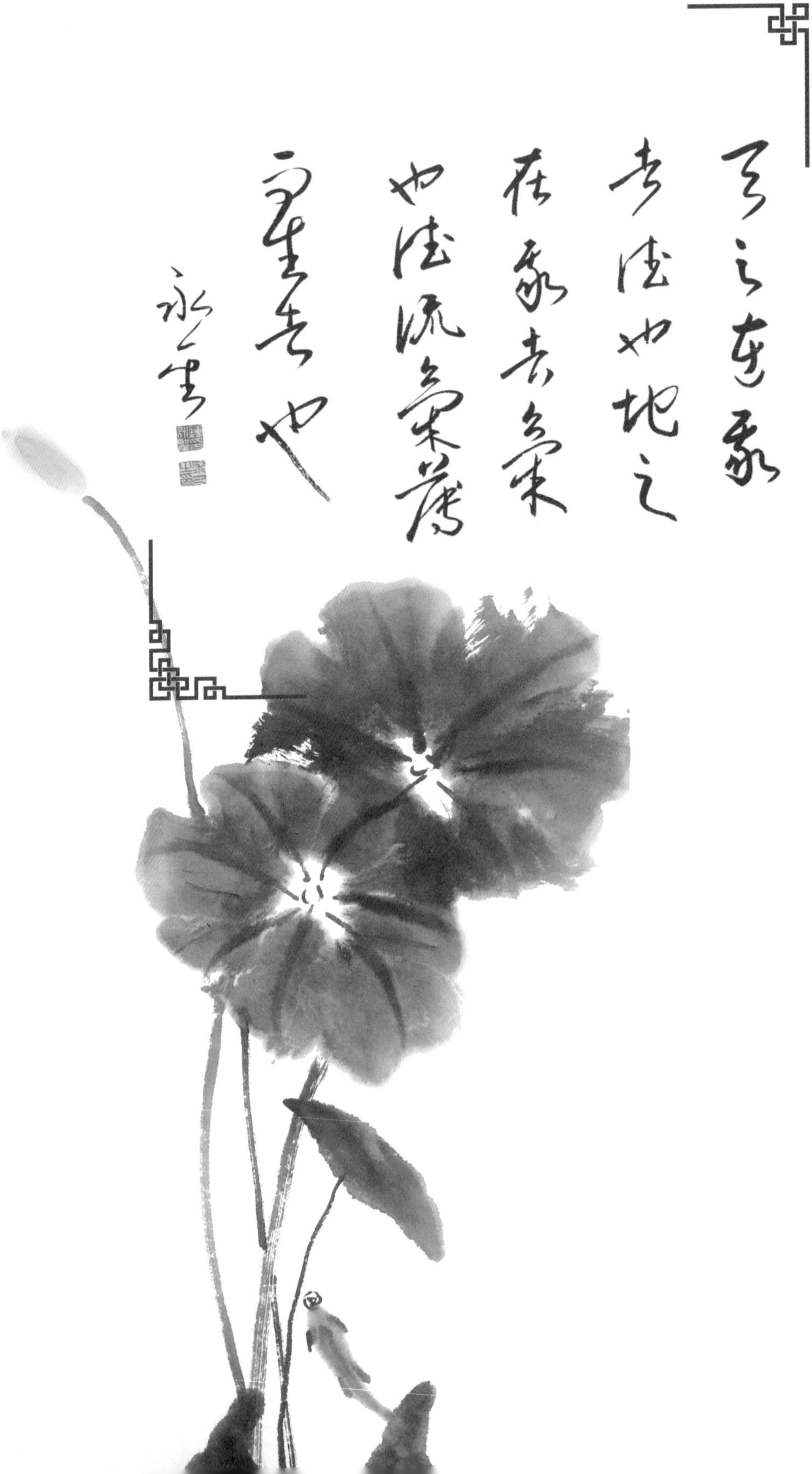

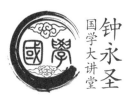

钟永圣
国学大讲堂

黄帝内經選解

钟永圣 ◎ 著

新华出版社

图书在版编目（CIP）数据

黄帝内经选解 / 钟永圣著. —北京：新华出版社，2017.7

ISBN 978-7-5166-3361-8

Ⅰ．①黄…　Ⅱ．①钟…　Ⅲ．①《内经》—通俗读物　Ⅳ．①R221-49

中国版本图书馆CIP数据核字（2017）第165574号

黄帝内经选解

作　　者：钟永圣

责任编辑：徐　光　　　　　　　　书名题字：韩　敏
插图作者：潜　心　　　　　　　　封面设计：李尘工作室

出版发行：新华出版社
地　　址：北京市石景山区京原路 8 号　　　邮　　编：100040
网　　址：http://www.xinhuapub.com
经　　销：新华书店
　　　　　新华出版社天猫旗舰店、京东旗舰店及各大网店
购书热线：010-63077122　　　　　中国新闻书店购书热线：010-63072012

照　　排：李尘工作室
印　　刷：三河市君旺印务有限公司
成品尺寸：170mm×240mm
印　　张：14　　　　　　　　　　字　　数：160千字
版　　次：2018年1月第一版　　　　印　　次：2024年1月第四次印刷
书　　号：ISBN 978-7-5166-3361-8
定　　价：58.00元

道法自然享天年

——《黄帝内经选解》自序

三年前，提起讲解《道德经》和《黄帝内经》，一位已经隐居在武当山的道长跟我说："这么多年来，年轻而能讲经的人我就发现你这么一位，希望我们都能发愿活120岁，不是为了贪图寿命，而是做一个活榜样，证明中华经典里的方法确实好用，给现代的炎黄子孙增加一点修学的信心，好好地珍视老祖宗留下来的东西。"

很明显，道长其实是为了"照顾"我，有意说低了寿命的预期目标。因为在当天的交谈中，他老人家说道家修行的上品寿龄是180岁，中品是160岁，120岁已经是"下品"了。虽然有争议，但是吕洞宾和张三丰这样的道家祖师的寿龄都在300岁以上，而且不是"仙逝了"，是"不知所终"。对于有志于学的人，谁会一上手就希望自己仅仅是"下品"呢？所以我估计道长他自己的心里预期起码是160岁。

可是我很清楚，对于"普通大众"来说，这下品的120岁也已经有点儿惊世骇俗了，远远超过人民对自己寿命的预期。据说，由于和平、稳定和发展，中国人的平均寿命已经达到76岁了，在世界历史范围内，这都是很了不起的成就。但是让十三亿多人齐刷刷地下决心像虚云大师那样活120岁，而且是基本不用外在医疗手段地健康地活着，恐怕还是难了一点儿。我就亲耳听过一位漂亮的女学生说过，她根本

1

就不想活得太久——真是人各有志，你有什么办法？

但是，"发愿活得长"这件事还是给我带来了许多欢乐，想起来就没事儿偷着乐！这欢乐或许真能延长我的寿命！想想如果自己活120岁甚至160岁——我们伟大的党在我60岁退休后，要通过离退休处的同志给我发60年甚至100年退休金！可以亲眼看到中华民族伟大复兴一年一年地变成现实，可以为那些全心全意为新中国成立两百周年准备献礼的年轻同志鼓鼓劲儿，这是多么令人无限憧憬的事情！我甚至都听到了一代又一代的离退休处同志在自己退休前工作交接的时候说："哎，可能马克思真把他给忘了，那个钟老'不死的'还活得很带劲儿呢！"

每当我在全国各地的讲座中偶尔想起这件事，很认真地说给大家听，总能给现场的听众同人带来满堂大笑！

但是，笑过之后，不知道大家想过没有，"活得长"固然重要，但是远远没有"活得有质量"那么重要！那些不愿意看到自己老去的漂亮学生，即使仅仅为了"活得美"，也得首先追求有质量地活着。这质量指标中最本质的一项就是：健康，没有病。而《黄帝内经》是中华原创经典中唯一明确提出"治未病"的经典。这就是我所坚持的"所有炎黄子孙必须学习一点儿《黄帝内经》"的理由。不论从事何种职业，不论是否行医，只要你想一直保持健康，就必须学习"关于人体生命的常识"，《黄帝内经》其实就是古代版本的"人体使用说明书"。不读说明书，不了解机器的性能，不掌握使用禁忌，就能把机器无损伤地使用、正确地维护、达到使用年限才报废，这种概率实在不大。与其盲目使用造成不必要的损害，不如适当地花点儿时间，了解一下我们人类身体这部血肉机器的性能和原理，更好地发挥它的不可限量的潜能和不可思议的作用。如果大家能够像经常读读《论语》和《道德经》那样，经常读读《黄帝内经》，稍微了解一下人体正常的生长规律和维护常识，那么中国人的身心状况会大大改善。一直健康的意义，往大里说能够更好地服务国家、社会和人民；往细微处说，自己少闹毛病、少遭罪、少花冤枉钱不是比什么都强吗？

道长对于我们120岁寿命的期望，并非空穴来风。《黄帝内经》中把自然的寿命称为"天年"，人的天年，起码是100岁到120岁左右。如果人能够明白天人合一的道理，道法自然地生活，那么健健康康地活到天年，无疾而终，是很正常的事。

为了能够向同人们说清楚什么是"正常"，我不揣鄙陋浅薄，秉持着"《内经》不厌百回讲"的原则，在以前讲述《上古天真论》《四气调神大论》和《灵兰秘典论》基础上，再向大家介绍《天年》《生气通天论》《本神》《平人绝谷》和《淫邪发梦》等和日常生活密切相关的几篇内容。《天年》以十年为时间单位，述说人体生长发育和盛衰老去的变化周期；《生气通天论》实际上阐明了人与自然"天人合一"的主旨，强调了保护阳气的重要；《平人绝谷》篇以古代尺寸来说明人体胃和大小肠的容积，通过科学数据令人信服地说明为什么人在七天内不进食会死亡的道理；至于《淫邪发梦》，是为了增加学习的趣味性，特意给大家选出来略说的篇章，它通过天人合一、五行生化等原理，直接解释了生活境遇和梦境之间的生成对应关系，一举扫除人们对于梦境的懵懂和迷茫，使梦这种生命现象不再玄幻和神秘。我往往喜欢和听讲的同人开玩笑，告诫大家：别学会这一篇，就像煞有介事地挂一个"内经解梦"的牌子，跑到马路边营业去了！如果真有这么干的，可别说是我教的！

　　我的一大心愿，就是只要机缘成熟，就尽可能地和听众分享《黄帝内经》的常识性、大众性和哲理性内容，以期达到"圣人不治已病治未病，不治已乱治未乱"的目的，让大家学会"春夏养阳，秋冬养阴，与万物沉浮于生长之门"，即使做不到"真人"们"寿敝天地，无有终时"那样的修为，遵守天地运行规律，道法自然，活得一世健康还是很有可能的。所以继《黄帝内经选讲》之后，又有了这本《黄帝内经选解》的姊妹篇，希望苦口婆心的劝告，多多少少有助于各位有缘读者的身心健康。

　　中华医学火神派的祖师郑钦安先生在《医理真传》的序言中说："医学一途，不难于用药，而难于识症；亦不难于识症，而难于识阴阳。"我体会学习《黄帝内经》是彻明阴阳之理的捷径。清代经学大家刘止唐老夫子指示钦安先生学习《黄帝内经》《易经》和医圣张仲景立方立法的要旨，钦安先生"沉潜于斯二十余载，始知人身阴阳合一之道，仲景立方垂法之美"，足以证明明白"人身阴阳合一"有多么重要！

　　我非医者，但是不敢说仁心不具，因志在利人，所述力有未逮乃至错漏之处，天下高明谅之并正之。

钟永圣

黄帝纪年四七五一年冬月

中国善财书院九绿金顶轩

目录

第一讲

作为炎黄子孙，我们有《黄帝内经》这样的经典是极其幸运的事情，因为这些经典既可以保证我们身体健康又能指导我们的工作和生活。作者通过几个提问，让大家明白健康要靠自己，靠自己的知行合一，靠自己对经典理念的认真践行。

第二讲

我们的祖先已经掌握了关于人体健康的全部观念，并清清楚楚地变成文字——经典，留给我们。所以我们首先要学习，了解经典的真义，然后落实到自己的身上，亲自验证一次。本篇作者开始讲解《黄帝内经·灵枢·天年第五十四》，让我们了解人体变化的规律。

第三讲

作者继续讲解《天年》：人的长寿是有物质基础的，并且从面相上可以看出来；人的气血随着年龄的增长，有一个由盛到衰的变化过程；人不能活到天年的寿数是有原因的；通过介绍上古天子的年龄，作者得出结论：只要为天下考虑，有仁德，就可能会长寿。

第四讲

我们要先明理，再积德，有德才有得，并且一得全得。本篇讲解《黄帝内经·灵枢·平人绝谷第三十二》，作者阐明高尚是人健康长寿的基础，同时强调一个人十二官不能相失，"主明则下安，以此养生则寿，殁世不殆，以为天下则大昌"，可见管理国家和管理身体是一个道理。

第五讲

本篇继续讲解《黄帝内经·生气通天论》，作者特别强调阳气的重要性，阳气足，身体健康；阳气受伤，邪气就会乘虚而入；同时告诉我们补充阳气的方法。

第六讲

我们的身体并不永远归我们使用，也并不永远好用，所以要关照好自己的身体，感恩自己的身体。中医的考虑方法就是从阴阳上做打算，阴阳调和是根本。本篇结束《生气通天论》的讲解，开讲著名的《本神第八》——天之在我者，德也。

第七讲

《本神》题目就告诉我们，每个人本来就是神，所以我们不要轻看自己，人是宇宙当中最真、最贵、最圣的存在。本篇是最后一讲,《本神》之后,又略讲了《淫邪发梦》《师传》《决气》《逆顺》。最后作者强调:健康最大的敌人是自己的不良情绪,所以要保持一颗清净的天心,清净是健康之母。

第一讲

（2016年11月25日—丙申年十月廿六）

　　作为炎黄子孙，我们有《黄帝内经》这样的经典是极其幸运的事情，因为这些经典既可以保证我们身体健康又能指导我们的工作和生活。作者通过几个提问，让大家明白健康要靠自己，靠自己的知行合一，靠自己对经典理念的认真践行。

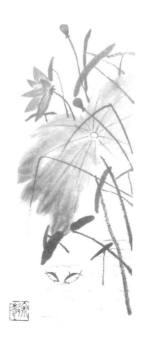

尊敬的各位同胞、各位同人：

大家晚上好！

刚才王老师的一番发言让我非常惭愧，实际上我所做的工作才刚刚开始，仅仅是把自己研究我们共同祖先留下来的经典，阅读的心得，简单地叙述出来，跟大家分享。像《黄帝内经》这样的经典，通过自己的体会，我认为如果不把她弘扬到当下的世间，第一，对不起祖宗；第二，对不起国家；第三，对不起自己。

为什么对不起自己呢？就是人生天地之间，大家都希望过幸福的日子。幸福首先建立在自己身心健康的基础之上，可是如果我们不能有一个健康的基础，还要花很多钱去求人，去治病，是很冤枉的事情。尤其是作为炎黄子孙来讲，是"很冤枉"的事情！这是我切身的体会。

作为炎黄子孙是幸运的

《黄帝内经选讲》这本书的出版，了却了我此生的一个心愿。因为她深邃的医学作用、医学含义，应该不是能轮到我来讲，我仅仅是作为一个普通公民，作为一个普通的炎黄子孙，体会到如果我们每一个人哪怕就仅仅读懂了一小部分，甚至不用说读懂了这三章——《上古天真论》《四气调神大论》和《灵兰秘典论》，就可以保证自己的健康。我的切身体会是这样。

当这本书谋求出版的时候，到最后一关，就差该出版社总编签字的时候，总编突然想起来说：《黄帝内经》是一本医书，而我们出版社是没有出版医学著作这种资质的，不是我们不想出版，而是我们没有资格。当时，编辑同人把总编意见转述给我，我说是这样，他说的完全正确，无可厚非。但是从我的内心来讲，如果要是把她当作医学著作来传播的话，会发生一个专业性的障碍。也就是普通人会想：我不是学医的，我不需要做医生，也不想行医，我也没那个资格，我不需要看什么《黄帝内经》。那么这本伟大的经典对这些人来说从此就尘封了，跟我们普通人没有了什么关系，这就非常可惜。因为读《黄帝内经》可以明理，可以"治未病"，可以"治未乱"，可以"德全不危"，可以身年过百而动作不衰，可以深切体会什么是中华文化的"天人合一"观。

我之所以谋求她的出版，把这三章推荐出来，无非是想告诉大家：我的体会，每个人都可以体会，我们不必要专门去学医，就可以让自己基本上保持这一辈子的健康；不用再去求人，也不用面临那么多那么难受的医患关系；甚至说一不小心得病以后，也能比其他人好得快，花费的成本少，遭受的痛苦轻一点儿；何乐而不为？所以我说，我一定要找一家普通的出版社，也就是非医学的出版社，把她当作古代的一本经典，就当作我们学《论语》、学《道德经》一样，把《黄帝内经》的某些篇章弘扬出来。至于说她非常专业的医学内容，那轮不到我来讲，有很多中医专业的人士讲，我们只是分享作为一个普通人，了解一点中国先祖积累下的人体常识，保证自己健康，以更好地生活和服务社会、国家、天下。这是我的初衷。

所以，我把《黄帝内经》这一部分称作"人体使用说明书"。我们很多人出生以来，还没搞清楚我们人体这部肉做的机器该如何应用和维护的时候，就已经上路了。就像懒司机的车子，不知道什么时候该保养，好像是开不下去了，才不得不送到医院里面"大修一次"，很惨痛！《黄帝内经》经文里面有一句话叫："圣人不治已病治未病，不治已乱治未乱。"已经得病了，那对不起，不要找我们这些人，去找医生。我们解决的就是还没有需要进医院去"大修"的时候，去解决一下那些刚刚要萌发、可能要萌发，或者是萌发到还不足以把人撂倒的情况。这是我们现在学习《黄帝内经》的一个出发点。

这次分享，是跟大家简单地复习一下我们以前讲述过的《黄帝内经》三章，然后再学习一些跟我们的日常生活联系很紧密的篇章。就是为了解决我们在日常生活当中，知道身体在什么样的年纪、什么样的时令下，可能会出现什么样的症状，自己有一个把握，很好地把人体这部肉做的机器使用好、维护好。

这也是我们尽孝道的一个必经之路，必由之路。因为"身体发肤，受之父母，不敢毁伤"，大家把《孝经》背得都很熟，可是不了解《黄帝内经》，真的就是在毁伤自己的身体而不自知。然后一旦得病了，导致父母为你焦虑，那就是不孝。所以不了解《黄帝内经》，我认为孝道一定有亏，一个都跑不了。除非你敢说，我现在可以像孙思邈那样，活过一百四十岁，还可以为其他人解除病痛，你可以说孝道不亏，否则的话，我们绝大多数人都亏。按照《黄帝内经》上的寿命标准，没活过一百岁，就没活到天年，就都亏了孝道。因为父母给我们这个身体，起码要很好地维护使用一百年。

如果我们没有一个健康的身体对国家来讲呢，我们是不忠。国家养育我们、培育我们、保护我们，是希望我们有一个健康的体魄，好的精气神，去为国家为人民服务，把她建设得更加强大起来。我们一代一代的先祖做了这样的努力，我们现在需要接棒。可是你说：对不起，我身体不行，你找一个身体健康的人去接吧。这是对国家不忠。

一个不忠又不孝的人在社会上如何立足？这是我的反思。我为什么要学习《黄帝内经》？然后反思到可能我们每一位炎黄子孙都有这样的责任，把她弘扬出来。这也是当我念到《灵兰秘典论》最后一句"以传保焉"，泪流满面，在书房里跪下来，给书磕头的原因。保谁？就保我们自己。保谁？保学习的人，学完了之后真践行的人。你真践行、真落实，她就真的起作用。为什么有一些经典，我们的先祖要冒着生命危险把她保存下来？不就是为了让自己的儿孙生活得好一点儿吗？做父母的拼命地努力，不就是让自己的孩子生活得好一点儿吗？如果我们今天所有人全力以赴地努力把这个国家建设好，让天更蓝，水更清，交通秩序更加顺畅，那我们的后辈子孙就生活在一个洁净的天地之间。有一天可能他们也会流下泪水说，我们有一代祖先曾经为此付出过全部的努力。我们不能让儿孙骂我们：我们怎么会有那么一代缺德的祖先。所以必须要做！做就是落实，就是感恩。

我们有自己的纪年

我们还是讲一下我们自己的纪年，如果心中没有这个数，我们都不知道为什么要感恩，可是当你一看这纪年，已经都四千七百五十年了，不感恩吗？不自豪吗？还有一种说法是四千七百一十三年，当然，你可能还会看到另外的一些说法，但是都不出四千七百多年，上下不过就差几十年。到底是哪一年，那考验的是史学家记录和考证的功夫，跟我们普通人关系不大。我们只需要知道，黄帝纪年到今天四千七百多年就可以了，这是这个星球上唯一的、还活着的纪年能够超过四千五百年以上的远古文明。关键是她还活着！习近平总书记在巴黎联合国教科文组织总部讲话的时候也提过这件事情，说"中华文明经历了五千多年的历史变迁，但始终一脉相承"。这是我们特别值得弘扬、值得自豪的事情，能够在心底里真正让我们产生文化自信的事情。有这样久远的纪年，说明我们一定有自己的传统。

最近这些年传统文化很流行、很热，但是我跟大家常说，我很少跟传统文化圈子里面的人交往、联系。不是故步自封，而是我认为，如果没有自己践行，没有落实到自己的起心动念，坐言起行，落实到生活和学习工作当中，就算有人把十三经倒背如流，对我们又有什么用呢？我们的文化传统是必须"知行合一"，必须"解行相应"，你跟人家说的，即使现在没有完全做到，但要有真诚心努力去做到才可以，才是一个起码的中国人，否则的话就算不上是，"中"指"在那里面"，"国"是"土"，古代发音是"度"，文化本质内涵上指"心地"，心地正大光明才是"中国人"。

这个文化讲究的是"真"，讲究的是"正"，讲究的是"行"。所以曾子在《论语》当中讲，"慎终追远"，你想让自己的结局是好的，就要追溯到源头，追到起心动念，追到心里是什么想法，也就是观念的问题，这一点极其重要！只有有了这样的想法，大家的德行才能归到"厚"这个结果，所谓"慎终追远，民德归厚"。对于我们的传统，要"如护眼命，传之后世"。

给自己"换心" 人生从此不同

我们辽宁有一个企业家，全家人正在埃及旅游，埃及突然发生暴乱，生命危在旦夕。结果中华人民共和国政府派出专机，把自己的同胞直接接回来。作为私人企业家，他大为震动，随后自己拿出四百万元，在大连北部建了一个爱国主义教育基地，专门弘扬长征精神。这是什么？也是换心，心一换，人的精神面貌立即就不同。

我们学习经典，实际上就是给我们自己换心，然后你的价值观就不一样了。就是明白了什么才是真正有价值的，而不仅仅是那几张票子，那么我们的精气神很自然地就不一样了。只要能够不做"钱"的奴隶、不做"名"的奴隶，精气神一望即知，跟以前是不同的。所以"内经"是让我们内里面发生一个根本性的改变。什么改变呢？一句话就是价值观的改变。学习《黄帝内经》，首先要把这个"内"搞清楚，不要向外面去求，求别人给你个好脸色，不如求自己有成就；求别人给你一个合同，不如把自己的产品做得精致、精到、精良；不如把自己的服务提供得让所有人感觉到，我要不跟他合作的话，我对不起他。你还用求吗？做好了以后，天下求你！

我最大的一个体会是什么呢？医疗身体的观念和医疗国家经济危机的观念是一致的。一开始读不懂《黄帝内经》的经文，例如什么叫"凡此十二官者，不得相失也，故主明则下安，以此养生则寿，殁世不殆，以为天下则大昌"？前一句说的是养生，怎么后一句突然就变成天下繁荣昌盛？跟经济什么关系？读了几十遍之后就明白了，这就是我们文化构建的原则。这一次讲座当中，我们还会提到中华文化的构建原则：就是"近取诸身"，拿人的身体来说；"远取诸物"，取类比象，一以贯之。你能明白自己，就能明白天下的事情。所以天人合一观是中华文化对世界文明最大的贡献，无论是季羡林先生，还是钱穆先生，都是这样的观点。只不过就是，它是一个深邃的、深不可测的观念，你明白，是天人合一；你不明白，也是天人合一。

我的解释非常简单，就是什么人面临着什么样的人生环境。天，我认为是一个简称，是天、地、人、事、物的简称，你所面临一切环境的一个简称。所以天、地、人、事、物五者放在一块儿，谁来代表？说"天"是老大，它来代表。那么人就和自己的天、地、人、发生的事情、使用的器具，合一，你自己发生改变，你的一切外在环境就发生改变。我们没有任何一个人是例外的！

大家体会到了吗？你在小学的时候，你面临小学的天、地、人、事、物；你在中学的时候，面临中学的天、地、人、事、物；一直到今天晚上坐在这里，是我们自己选择的，面临着一个这样的天、地、人、事、物。如果你心里干净，心理健康，立住铁志，绝不赚取黑心之钱，绝不犯国家法律，绝不做亏孝、亏义、亏忠、亏德之事，那你就可以堂堂正正、坦坦荡荡，白天不怕纪委谈话，晚上也不怕鬼来叫门。这就治病啊！因为你没有心病，不用提着心吊着胆，不用天天心跳加快，血压上升。什么叫《内经》呢？说白了，说到最后，就是内心如何做个好人！所以我们生逢一个伟大的时代，我们现在在座的每一位同胞，都能够当生见证到，我们这个文明再一次走回历史的巅峰，我们这个国家再一次实现盛世大治。（掌声。）

我们有自己灿烂的文化、辉煌的文化，用一句话来形容，我认为就是这一句"天之在我者德也"。跟天人合一观是一样的，找天找不到，那是理解错了，如果在一个人的身上看到了德行，就看到了天的存在。天理，天理，天就是理，理就是本真，就是我们追求的那个纯净的真理，所以不缺德就不亏天。天又代表时间，所以不缺德就不缺时间。有了时间我们就有生命，就有寿命。那再明显不过的结论就是，缺德就短寿啊！所以孔夫子在《论语》当中说，"仁者寿"，也就是有道德人会长寿。

医圣给我们道破天机

医圣张仲景在《伤寒论》序言里面有一句话，"天布五行，以运万类；人禀五常，以有五脏"，我认为他把天机说破了。非常非常的重要，这一句话你能印证了，那么你可以对外面说，中国文化我"略知一二"。为什么呢？一开始我认为五常——仁义礼智信——伦理啊、哲学啊、道理嘛，圣人编给我们的概念。而我们现在是科学时代，我有一个身体，里面长着心肝脾肺肾，它是生理医学的，突然之间有人说它产生的前提是"人禀受了五常"？也是读不懂。读懂了以后，浑身发麻，寒毛直竖。天下会有这种道理？这什么道理？就是说生理医学和道德哲学，它俩是一以贯通的，是一块的。简单说就是人如果缺德的话，就会缺一脏，禀受全五常，才能长全五脏。我们人是怎么来的？积德来的。这个观念的揭示太伟大了！只有中华文化才有这样的见识和结论！明白了它，我们就已经得到无上药方了！知不知道五脏病是怎么来的？亏德了，败德了，缺德了。你说谁缺德？那不骂人吗？你看《黄帝内经·上古天真论》里面有四个字叫"淳德全道"，修行圆满的人才没有病，有德相，人活一百岁才不闹毛病。

9

我们生活当中所见的年纪较大的人，几乎十有八九，不是在病中就是在痛中，困苦不堪。什么道理？就因为这八个字没搞清楚。在生活当中天天地计较，开个车也会发脾气，犯很严重的叫"路怒症"是不是？能不闹毛病吗？肉做的机器，谁决定它的使用和健康？就是你的那个脑子，所以为什么叫"主明则下安"呢，你脑子做主啊！你突然之间就生发了一种暴烈的脾气，你知道血液里会产生什么样的化学元素吗？那个分子式和名称我不记得了，这是现代生理医学告诉我们的，你突然一发脾气产生的那个毒素抽出来以后，提炼，喂给小白鼠，小白鼠就药死了。所以生气、生气，中华文字是有秘密的，生出来的是什么气？是毒气，是邪气。谁生的？自己生的。

大家都是聪明人，那为啥还生这种气呢？生出来哪儿去了？有一种性格的人，他把周围的人像用机关枪似的"突突"完了之后，他自己还真不受伤（笑声）。但大多数人不这样啊，生完气之后，留在哪里了？留在我们的组织里。组织、器官、经络，你从头到脚，任何一个薄弱的地方，它都给你存到那里面。等你气血下降到一定程度，衰落到一定程度，也就是精气神衰落到一定程度，自然地它就浮现出病症，找你麻烦。然后你还说，哎呀，上天不公，我怎么那么倒霉，怎么就让我摊上。谁倒霉呀？你自己生的！在我的角度看来，都是没看《黄帝内经》得的。而我们又是黄帝的后代，炎黄子孙嘛，也就是说我们自己父母的父母给我们留下了忠告，所谓"不听老人言，吃亏在眼前"，东北有两个字来形容："活该"（笑声）！"活着该受"啊，就这个意思。怨谁？怨自己呀。那怎么办？改呗。

道家养生"二十字要诀"

　　我们这个文化真的有用吗？你说我没见到有一个人可以活那么长。所以，我把我们这个师祖相片拿来一张，他老人家在上，大家看一下（掌声）。可能有在电视上看到的，老人家活了一百六十岁。有人不相信，那不相信你就去调查。大家可能看不清楚，我念给大家。他的生卒年份，一八三八年生，一九九八年去世，能算出来吧？一百六十岁。大家来一趟不容易，我把老人家这个道家养生"二十字要诀"告诉给大家（掌声）。我们刚才费了很大的功夫来谈"心"的问题。所以第一个叫"永葆童心"。童心是什么心？孩童之心，相对来讲，比较干净。渴了，渴了我就喝；饿了，饿了我就要吃的；困了，无论是爸爸怀抱、妈妈怀抱，还是什么阿姨叔叔怀抱，倒头就睡。什么姿势都有，趴着、折叠着、仰着都行，反正就是一觉起来活蹦乱跳。然后不记仇，这头还哭着，眼泪还挂在这儿呢，只要是给他一颗糖或他喜欢的东西，立马就笑了。大人哪行啊？你看他那天剜（指用很不友好的眼神看人）我一下，我才不搭理他呢（笑声）！这就叫沾染，这就是挂碍，这就是缺德了，这就是蒙昧了，这就是给自己种下病因了，这跟天不是合一，而是分离了，天是纯净光明的，绝无挂碍。这全是病啊！那么，我们现在提出来的要诀就是"方"，不要以为到医院去才叫治病，现在这就是开方。而且这种开方呢，我们是叫一本万利或无本万利，你只要肯听一句劝，听一句良言相劝，得利的是谁呀？（下面回答：自己。）就是嘛，我又花不到你半毛钱！（笑声、掌声。）

第二条，"早睡早起"。能做到吗？（下面回答："能"）很多人做不到吧？有"哈韩"的，韩国电视剧一播，哎呀，这电视剧现在一晚上就播两集，那哪过瘾啊？于是上网看，找一个周末，昏天黑地的，不看完不行，指挥着老公、孩子去给打饭，一直到看完。这是"哈韩"的（笑声）；还有"哈日"的，我说你"哈"什么"日"呀，"哈佛"也行啊（长时间笑声）！到美国去读一个肯尼迪政府学院，那叫"哈佛"大学，叫Harvard University。不过，我说最好是"哈中"，或者是"哈内"（指喜欢《黄帝内经》）也行。可是人们不容易做到，真是的。比如说，今天晚上有一个什么演唱会，一想我是他（或她）的粉丝，怎么能缺席呢！结果一直弄到半夜，正事就放下了，还安慰自己："哎呀，不差这一晚上！"都是这样来原谅自己。所以把人生慢慢地不知不觉地糟蹋了，然后那个精、气、神就在各种荒废中慢慢地流走了。多可惜啊！那是我们生命的基础！那是荣华啊。"荣华富贵"四个字通常联系在一块的，我们都想富、都想贵，不想贫贱，可是要知道没有"荣华"，是没有"富贵"的。那怎么样保持荣华呢？早睡早起。最佳的睡眠时间是晚上九点到凌晨三点。当然这是职业修道人，他不需要值班，不需要起早给孩子做饭，不需要给小孙子热牛奶，他都没有这些家务，他在时间上可以做到这一点；当然有一些身心极为清净的同胞也能做到；你若做不到这么早睡，可以稍稍往后推一点。比如说九点半睡，十点睡，顶天啦，不要超过十一点。如果说你必须熬夜，明天要交这个文件，不熬夜干不完，那就采取这样的办法：十一点睡觉，第二天早上三点起来接着干！绝对要比你熬到十二点、凌晨一点要好得多。我十年前要懂得这个道理，我不会像今天这样腮帮子塌陷。现在改，也不容易，因为让你讲的、让你写的、让你交稿的，天天追着，我就像是一个欠债鬼似的，忙活完了上一个任务，忙活下一个任务，就等于说疲于应战。还不错，体重一直很稳定。但是想让腮帮子鼓起来这件事情呢，就慢了一点。（笑声。）

第三条，"常年食素"，这是道家养生的必要条件。这一点很多人做不到，哎呀，那个肉多香啊……可是现在吃的这个肉食确实不大安全。十几年前，我带着小孩去早市，有一个老大娘就问："这是你家孩子？"我说："是。""我告诉你啊，不要给他吃羊肉，不要给他吃猪肉，因为口蹄疫，有垃圾羊；不要给他吃牛肉，因为有疯牛病；不要给他吃鸡肉，因为你没到过养鸡场，你要看完之后，以前吃的鸡肉都得吐出来。"（笑声）回家掐指一算，无肉可吃。那吃菜吧。像我这样的，喜欢吃西红柿之类的，说西红柿怎么跟我小时候种的不一样呢，特别硬，有个芯儿，没有香味儿。时间长才发现，菜也不健康。我说我怎么这么缺德！没赶上一个好环境。所以这次为什么来到这里呢？其实有一个秘密，就是这里的饭菜好吃！（笑声、掌声。）吃得香，脾胃就好，吸收得就好，然后人就感觉到精神爽朗。因为你的先天之源，大家禀赋全了以后，差不多就那样了，要是不知道道家功法补益的话，就那么多，完全依赖于后天进食补充能量。有好几年，我就是干着特别沉重的体力脑力活儿，然后吃不饱。就是没有喜欢吃的，这也不能吃，那也不能吃，经常对付对付算了。最后发现有很严重的问题，就是火力不足了。没任何毛病，但是火力不行了。我三次找中医，我说我不舒服，然后她三次不给我开药，她说，你脾胃里很干净，你不需要吃药。又问你什么职业？我就告诉他我干吗的，她就说你放松一下，运动运动就好了。我说，这个条件挺苛刻的，没有时间。所以养生养生，任务过多，说明这个"做主"的也是个糊涂蛋，需要做减法。"主明则下安"，大家要明白，该卸的任务要卸下去。

第四条，"炼好内丹"。这就是道家养生的功法，我们为什么要学《黄帝内经》？学完《内经》以后，你再看一些经书和丹书，一目了然，或者至少比没看的人要掌握那个精髓，要好得多。我自己的体会，太极拳是练内丹自然生发出来的动作，它不是说先编排这个姿势。你要不会的话，做做广播体操，活动活动也好。但真正地体会你才知道，那是自发动，是很自然地要达到那个姿势。

最后一条，"积德行功"。刚才我们论述了什么叫积德，积德就是把你本分上的事情干好，不要到明年三月五日那一天非得忙活着说要学雷锋，把老大娘搀过来搀过去，（笑声。）到老人院里按下就要给人家洗脚，人家说我这一天洗了十几次了。（笑声。）就是在本位上，当丈夫的，你顶天立地；当妻子的，你争取温柔贤惠；当孩子的，争取孝顺恭敬；当领导的，你要爱护下属，为之君，为之亲，为之师；当下属的，要体会当领导也不容易，不要为难他，尽可能把他分配的工作执行好，就是"忠孝仁义、礼义廉耻、仁爱和平"都做到，这是不缺德。还有一个，做完好事以后，别挂在嘴上，有机会让你做所谓的德行之事，你其实要感恩这个社会，感恩其他人，否则的话，你想法就错了。越宽厚，自己的生活，尤其是后来的生活会越好。所以我就反思到我以前就属于刻薄缺德嘛，现在开始悔改。后面"行功"呢，就是人不能懒。你说我不知道功法，我多干活儿行不行？这也可以。无条件帮别人，把活儿干得井井有条，心无挂碍，心里干净，它就治病。一切身病皆心病，根源上都是思想上有问题，错误的健康观念、错误的饮食观念、错误的起居观念，导致自己身体这部肉做的机器没有被很好地使用和维护。

中华文化的构建原则

既然谈到文化了，就看一下我们中华文化的构建原则："近取诸身，远取诸物"，一以贯之的。你能把自己身体运作的道理搞清楚，那外面所谓的八卦也就搞清楚了。八卦是什么？八种类型的现象。科学研究就是研究现象，这个现象为什么是这样啊？分析分析。而古代的科学语言跟我们今天的科学语言是两套系统。"一以贯之"这个要慢慢体会，是孔子传孔门心法给曾子的时候说的，对他这个得意的门生说："吾道一以贯之。"记住了就行了，其他的弟子就问，哎，老师刚才说的是什么意思啊？曾子说："夫子之道，忠恕而已矣。"你要是不懂，就从尽忠、宽恕原谅别人这个角度去做，慢慢地也能够进入"一以贯之"的状态。

说到"天人合一"，大家可以参考季羡林先生的两篇论文，《"天人合一"新解》和《关于"天人合一"思想的再思考》，在那里面，他引用了钱穆先生去世之前的一篇短文，就是《中国文化对人类未来可有的贡献》。

"物我一如"，出自《庄子》，天下与我一齐，《齐物论》嘛。习近平总书记在巴黎联合国教科文组织总部演讲的时候引用过，"物之不齐，物之情也"。总书记引用它是为了说明，世界上有各种文明形态，大家可以交流互鉴。

下面这几句话要注意，"一切外相都是自身心识变现"，"一切机械都是人体功能的外化与物化"，"一切所得都是自己'内在'德行变现"，这是中华文化的一个看法。唐代玄奘大师他们，比如说"唯心所见"，"唯识论"非常深奥、非常深刻。这一句话说的也非常简单，它不是你用逻辑能推出来的，它是需要你知行合一去验证的，才能明白，啊，这个东西是对的。和我们以前所接受的某些科学方法的训练不太一样，就是它也是验证，但是这种实验方法是需要用人的真实的身体和生命去体会一次，才能够验证出来。

说得比较清晰的就是《易经·坤卦·文言》里面的一段："君子黄中通理，正位居体，美在其中，而畅于四支，发于事业，美之至也。"你心里美，有一个想法、有一个观念，比如说我们的核心价值观。生发是什么意思呢？往外，心里有想法了，然后，"畅于四支"。也就是我们每天做事，坐言起行，待人接物，大家就觉得：哎，这个人是有教养的，这个人是有品位的，就有这么个评价；慢慢地，说这个人有德，这个人好啊，我要跟他交往，成为好朋友。"发于事业"，慢慢成就了自己的事业。这是《易经·坤卦·文言》的解释，"一以贯之"。这段话我认为深刻极了，美极了，所以每次能推荐就推荐。学习《内经》就是了解我们自己，再说一遍，是"内经"，不要去看别人，你把自己研究清楚了，其他人也就清楚了。所以叫"观自己的存在"，了解自己在天地之间的存在；否则我们不了解啊，不了解那就等于"盲人骑瞎马，夜半临深池"，哪能不得病呢？

关注几个问题

看这些问题，我们考虑没考虑过，**第一，我们为什么能够出生？**根据刚才跟大家分析的医圣张仲景那八个字，"人禀五常，以有五脏"，大家明没明白我们是如何出生的？因为在古代的观念，我们现在这个肉做的身体叫"先祖余德"，我们能生出来说明我们先祖有余德。我们才能够活蹦乱跳的，你想象一下，我们是不是要感恩我们的历代祖先和父母。（掌声。）一会儿我们还能分析到为什么是这样，因为在《脉经》里面给我们解释得清清楚楚。远的不说，就是母亲孕育我们的十个月当中，如果有一天，她不管因为什么事生了气，就对应着我们五脏六腑当中的有一个脏器就要出先天性的毛病，如此严重。为什么有些小孩会得先天性的疾病，一定是母亲在情绪上或品行上出了问题。不管是谁刺激她，是自招的，还是别人找的，总之，孩子很难完整地生出来，从概率上来讲，几乎是零，或者说很小很小的概率。可是，我们来到这个世界上了！你说有多宝贵？至尊至贵！

第二，我们为什么会有疾病？差不多有答案了吧？一言以蔽之，缺德了，蒙昧了，做错了。

第三，我们能不能不得病？"淳德全道"就可以不得病。南京的徐老先生跟我讲，他学《上古天真论》学了三十年，就那一篇学了三十年。

我们为什么会长出五脏六腑？就知道和德行直接相关。因为医圣张仲景那句话，只是谈五脏，对不对？但是五脏跟六腑是阴阳表里，是一对儿啊！你没学中医的，就是最近这些年电视上普及这个中医常识也能明白这一点，它是一对儿，缺一不可。所以一脏受伤，那另外的一腑也好不了。就像一对夫妻，阴阳表里，其中一个人闹毛病了，那另外一个能不受干扰吗？不得向领导请假嘛，得去护理。大姐（指王会长）把自己舍出来为大家服务，那姐夫（王会长的先生，是服装厂的老板，因为经常任劳任怨地为众人服务，大家都亲切地叫他"姐夫"）要不同意的话，这日子能过和谐了吗？（掌声。）和谐了，就等于把病化去了。两口子要是天天怄气，那你想什么病都有可能，那个日子就是苦海。我们现在就应该明白这个道理，不管对方怎么样，从我开始，尤其是男的。尤其是男的！这是我体会到的。你被称为大丈夫，有没有胸怀？一个女孩子把美好的青春都给你了，陪你奋斗，然后奋斗成功了，她老了或者叫珠黄了，你现在到外面去找那个洁白漂亮去了，没良心！所以这一点我天天提示自己。（笑声、掌声。）

道理不是讲给别人听，这是你自己要做。我是农村里来的一个学生，在城市里面读书，然后毕业留学校，当时被认为是"无权无势无钱"，一穷二白。人家说"裸婚"，我想一想，我们"裸婚"都算不上，因为是"债婚"，举债才能办一个婚礼，那很不容易。而我见了很多人，患难夫妻成功以后，劳燕分飞，他要能过得好，我认为是没天理的。就是说人没良心的话，缺德的话，还能过得好，怎么可能？大家也许说你可能说错了，我觉得某某某他过得不错。那你把时间轴再拉长，你好好看。没有过得好的，自己说好也多半可能是嘴硬，他心里的苦他自己知道。

下面这个问题就更重要了，越来越涉及本质了。我们为什么有十二经？就是我们人，每一个人，没有例外，不管你能不能验证到，人体都有十二条经络，不服的话，你去找中医经络图。那你说解剖也看不着。这件事情周恩来总理当年出访的时候，国外有一个领导人说，你们中国有一套理论说人有什么经络，意思不科学，因为一解剖没有嘛，其实当时就没有人反问，那尸体跟活体能一样吗？少了一个重要的东西。但是周恩来总理当时回来就指示中国科学院要研究这个问题。研究目的是要证伪，就是证明它不存在，是不是我们以前错了，就抽调人力去研究。结果，应该是去年，这位老先生在北京电视台出来，好像是八十九岁了，说他就是怀着要验证人体没有经络这件事情被抽调出来，结果他成为经络学说最大的受益者。因为他说，我活着就证明着经络的伟大作用。经络真的存在并且起作用！所以八十九岁还可以来现场证明，说这个东西是好的，中华老祖宗留下来的东西是不骗人的，你要是了解经络的运转规律，可以很好地让自己健康生活，真是有说服力。

下面，我们为什么有三百六十五络？这个数很神奇吧？十二条经，三百六十五络。经是从上到下这样的一个方向。我去武汉的新书发布会，有两位朋友也过去了，其中有一位女士面色不大好，徐老先生一看，把胳膊拿过来照着这个肺经"啪啪啪"拍了几下子，大家能不能猜出来她干吗了？马上上厕所去了。肺跟大肠相表里，大肠不通，拍肺经，拍通了，表现就是立即去卫生间。通了就畅了嘛，就舒服了嘛，你说很神奇，其实很简单，这就是我们人体。每一个人都有这个实验室，你可以拿自己试验一次嘛。谁骗你了？验证啊，自己拿自己去验证啊！你说姓钟那小子他说的那个东西……它不是我说的那个东西，我是重复，我就相当于一个传声筒，翻译，把古代翻译成现代。没有我的东西，我们全都是要学习我们共同祖先的东西。

下面又来了，我们为什么有十二官？心、肝、脾、肺、肾、大肠、三焦、小肠、膀胱等，那是相当于悬挂。为什么一年有十二月，三百六十五天？为什么有"天人合一"这个词？十二经，十二月，三百六十五络，三百六十五天。这还没说穴道呢，还没说为什么治疗某些病它那个药方是那么开的，是那么取名的，听说过小青龙汤吗？张仲景的经典之方。它为什么叫小青龙汤？不叫疏肝理气汤？大家想象过吗？如果家里有人要治头痛的话，有一种中药叫"正天丸"，听说过吗？它为什么不叫"头疼片"，叫正天丸呢？为什么叫"正天"呢？头啊，所以我就说当初开这个方子的医生，是一个明道的医生，医道和我们求的这个道是一个道，"一以贯之"嘛。它不叫治头疼的丸子，叫"正你的天"。那我开的话，就没有这么文雅了，肯定叫"补德丸"。（笑声、掌声。）骂人家缺德，补上就好了。

温故而知新

讲到这里呢，我们再稍微复习一下两年前讲的《黄帝内经选讲》，这是两年前讲的三篇，《上古天真论》《四气调神大论》和《灵兰秘典论》，温故而知新。我们时刻不要忘记，要"不治已乱治未乱"，等它乱了你再去治，那很麻烦。要消除萌芽，要看清自己的思维，第一念蹦出来的时候，就像猫捉老鼠一样，抓到它，你把病因就消除了。有些人不知道，坐在那里妄想两个小时过去了，这把对方恨的呀，说这家伙，我恨死他了。你恨他，他不死，你死啊；你恨之入骨，那癌细胞不长人家身上，长你的身上，入你的骨啊；这是人世间最惨痛，也是最不明理，严重点说，最愚蠢的方式，恨之入骨结果入自己的骨，这个账就划不来了。那你说他太烦人了，我咽不下这口气（下面回答：吐出来）。配合得太好了，天衣无缝啊，吐出来也好，就消了嘛。那不是开玩笑，就是要想办法把自己憋的气散发出来。你晚上自己去吼一嗓子也行，卡拉OK也行，关起门来号也行，怎么发泄怎么来，反正汗出透了，筋疲力尽了，也舒坦了，睡一觉什么都可以了。

"放过别人是解放自己"，这道理大家都明白，说起来也漂亮，但是能不能"做"到呢？我的体会是难呐。江山易改，禀性难移。最初那几年跟人家一说，唉，你说那玩意儿谁能做到啊，就是还没等你给他讲到第五句，人家不耐烦了，谁能做到啊？这一句话，他就把自己给封死了。做不做到你听人家说完嘛。你做不到，有人能做得到啊；你不能把神舟飞船送上天，有人能送上天啊，有人能做到啊；你不能把量子力学搞清楚，潘教授可以啊；你不能破世界纪录，有人可以啊。谁能做到啊？谁都能做到！就看做不做！真是谁都能做到。这就是中华文化伟大的地方。

"上古天真"，我们还有"天真"吗？这就是"永葆童心"那句话的意思，"童心"和"天真"是一样的。但我们现在就被当作成为幼稚、不懂事，你才吃几两米，那就完了。学习经典最大的好处，我的总结，以百年之身得千年万年的智慧。也就是说，你的硬件还是那个硬件，但操作系统无限升级，"唰"的一下，你就可以把自己定在圣人的境界。做不到，追他几步还不行吗？答不了一百分，我八十行不行？没有八十，我及格还不可以吗？

《上古天真论》徐老先生学了三十年，我在讲《黄帝内经》的时候，老人家给我个印证，他说你讲得不错，不是说我讲得好的意思，是说没有讲错，在我讲的内容当中，他说没有错。这我就很高兴，也是"如履薄冰"的一件事情。人家学三十年了，而且有老师教，有传承，我冒冒失失地出来，万一有一句话说错了呢。

有一位武当派的道长，大我二十四岁，我们都是属牛的，在他家里面，面对面，他说这么多年来，讲经的我就看到你一个，因为很不容易。他说讲解经典要有五个条件：第一就要有天命；第二讲法如法，不能给讲错，讲经文上的意思不能给讲走样；第三要有法缘，这是古代的话，你讲得有人听；第四，你自己还得没有名利的障碍，否则的话，会出问题；第五，口音要好。像印光大师口音重，那只好写，写信。条件很苛刻，很不容易。他说我会尽我所能帮你，希望你走得顺畅一点。最后，他提出一个期望，他说地仙的年龄一百二，好像是这么讲的，然后一百六又是一个年纪，一百八以上被称作天仙，说我们起码要活一百二。不是贪寿命，是证明一次给同胞看，我们的文化是真的有作用！（掌声。）感恩大家，谢谢大家，一起努力。

我们说一百六十岁的老先生给我们做了一个榜样，那我们能不能一百二十岁或者一百岁？我经常跟大家讲，我说我也是共产党的干部，很多人在五十九岁退休的时候出问题，尤其是前些年，叫"五十九岁现象"。我们单位也有，因为争，把自己在几个月当中气死了。很惨痛！我说我怎么想的：我顺顺当当干到六十，退休了，令离退休部门的同志很无奈的是这家伙很长寿，万一我活一百六，我们伟大的党给我发退休金发一百年，（笑声、掌声。）何乐而不为？我说那些同志一代一代地交接，说那家伙还活着呢，（笑声。）越老越值钱呐，到后来可能是单位一把手也得去探望一下，（笑声。）而且退休金还有可能逐年增长，我这一算太开心了，贪什么贪？我现在就是亿万富翁。为什么是亿万富翁呢？比如说现在我一年十万块钱的收入，一百年多少啊？问题是我还是学经济的，还懂点所谓理财的技巧，万一有个投资中喽；然后再加上国家涨工资，伟大的祖国繁荣昌盛，工资得往上涨吧；我现在就出十来本书了，活一百岁的时候，那不得百八十本嘛，对不对？（笑声、掌声。）钱有的是啊，自己不知道有多少，得请会计师事务所帮我核算。（笑声。）一想太开心了，我就是亿万富翁，而且还不用我特别操劳，这个薪水党就会按月给我们发，你只需要活着，（掌声。）只需要活着的时候把自己分内这点事情干好。

你是干吗的？扪心自问，你说我扫地的，好，那把地扫好；我是讲课的，好，那尽可能负责地把课讲清楚，有益于人；如果写书的，那就尽量把道理写清楚，别转，尽可能的写简单，大白话让大家理解。要转的话，我说毛主席他老人家最有资格，菊香书屋里面全是线装书，可是你看《毛泽东选集》，化了，人民大众都能读得懂。现在习近平总书记也是这样啊，你看他引经据典，那些话都是非常美、贴切、符合现实。这种文风是我们党的领袖一贯的文风。那我们要学呀，所以我就跟他们学，用大白话把经典阐述出来。而且越学越开心，因为自己把命运转化了，能不开心吗？你想我农村的一个土包子，现在到城市里来，别人还对你好，好像什么事情都开心。开心以后人气就顺啊，人逢喜事精神爽，那个阴气、邪气、毒气没有了，那你内里面就像充满阳光一样。后面学到《生气通天论》的时候就知道，那个阳气"若天与日，失其所则折寿而不彰"，那现在天天是晴空万里，风调雨顺，底下都是国泰民安啊。这是指什么？就指我们身体里的器官、组织、细胞、经络，他们就安了，就是"主明下安"，就不闹毛病。所以说这部经文是"内经"，你内里面还有很多的这种生物、细胞、组织。

"法于阴阳"，就等于是说把阴阳做平衡，我们现在不多谈这个。阴是指有形的；阳是指我们说的这个阳气、精神。刚才已经等于说了，你只要是精神上想得开，然后真的有印证、有落实，开开心心地工作，不会怎么闹毛病的。

"和于术数"，这个更专业，需要专门学，也不谈。我们谈的重点是后三句，叫"食饮有节，起居有常，不妄作劳"。

首先谈这个"食"，就是吃。这传出去，说那姓钟的是为了这个讲堂的饭好吃，不远而来，最后说，王老师请那个"吃货"来讲，心有挂碍，唉，这有什么可听的？（笑声。）所以吃不能贪，贪了就伤害脾胃。

后面这个"饮"更麻烦，不是饮可乐，不是饮豆腐脑、豆浆，它是指酒。现在这个酒，如果不是有赖于中央下强制性的"八项规定"，整顿"四风"，那很多我们党的同志还泡在酒池肉林里面。不但喝坏了胃，还喝坏了家风，喝坏了党风。这一点我太高兴了，因为我决定写书的时候，我跟当时校长报告，我说我把酒戒了。校长是非常干脆的，想都没想，因为他老人家的反应是特别快的，他说"戒了就戒了"！然后沈阳的一个朋友，听到以后，就给我打电话，说你咋个意思？我说我跟我的领导请示过了。我是个行政干部，要坐班，我要想写书，必须利用一切可利用的业余时间，如果还喝酒的话，现在喝酒的风气是必须让你喝到量，而我量又不大，那不一塌糊涂嘛，所以只能是不喝。就下定决心要做这件事情，幸好，我坚持下来，等于是做成了。（掌声。）不能给自己退路，在这样的事情上，咬着牙坚持。我跟我们的校长请示，他同意。我回家还得跟太太请示，她说那我当然高兴了，不用再担心你喝酒遭罪。从此清静，又可以安心写书。我说这意味着很多的人脉圈子没法维护，有一些以前是朋友的今后不是朋友了。因为人家认为你有异心了，不是这个圈子里的人了，不喝酒那是不可理解的。甚至都要准备好有关升迁的事情，也别指望了。能不能忍受？做好了分析决断以后，下定决心，即使这些不利因素都发生了，这件事情我也要做！当时就是在这样的心情下，写的《中国经典经济学》这本书。我现在发现，我整个的状态其实比以前要好了。我不姓王，但是卖把瓜，自夸一下。（掌声。）

"起居有常"，"有常"就是有规律，按照《四气调神大论》，要把这件事情做好。冬天了，"冬三月，此谓闭藏"，大家都背熟了，按着做。晚上不要搞什么夜生活，要早一点睡，然后早一点起。刚刚退役不久的NBA著名球员科比，大家可能有印象，他有一句话我深有同感，他说他每天凌晨四点起来，练球，熟悉每一天洛杉矶凌晨四点那个景象。就是有人问这是伟大的球员嘛，怎么来的？是天才吗？然后他就说这个天才从哪里来的，就解释这件事情。每天清晨四点起来，他比谁练得可能都用功、刻苦、辛苦。不知道大家看没看过那个对科比的采访？那么我们问一下自己，大家可能来自全国各地，无论你在北京、上海、武汉、南京、大连、沈阳，还是秦皇岛，问一下你是否熟悉自己居住城市早上凌晨四点是什么样子，那就意味着你起没起来。你说早晨四点我起来打麻将，可能吗？没人陪你。晚上可能会有人陪你，早晨四点组局，你组不起来。能起来的通常都干正事了。你说早上四点起来，我看娱乐频道，这也很奇葩的事情。能够早上起来的：锻炼、念经，不管你念什么经，一般都干这种事情。哪怕就是为老人或者儿孙做一顿好的早餐，都是功德，因为这是应尽的义务。如果能为父母来服务，那就更是功德，因为尽孝了，本义不亏，这辈子不会闹肺上的毛病，皮肤也会越来越好。因为"肺主皮毛"，要想美容，就得早起。（笑声、掌声。）

最后一条"不妄作劳"，这个更难。"不妄作劳"就是不该干的你别干，不该说的你别说，甚至不该想的你别想，否则都是"妄"。

"妄"呢，那显然不是应该做的，也不是明白人所做的。这个外相很粗大，大家都能够理解；里边呢，不该想的能不能不想，也就是大家非常熟悉的五个字，"怨恨怒恼烦"，都是妄想。能不能不恨他？能不能不怨他？能不能不烦他？能不能不嫉妒他？不容易啊。你说这个都去掉了，那能不能不起念头？就是妄念？这个妄念消耗人体精气神能量的速度是最快的。台湾就有个中医说，脑力劳动对精气的消耗是体力劳动的三倍。像我这样经常坐在书斋里，几乎一天不动，有时候一写就写十几个小时，也是不良的习惯，要改。

雷锋精神是中华文化的固有精神

我写雷锋这本书就累到了。这本书本来是不想写，因为当时正有自己的书要写。那是二〇一三年，正好是毛主席给雷锋同志题词五十周年，中央要借此搞大规模的纪念宣传和弘扬活动，出版社要编辑一套书，《雷锋精神与企业家精神》《雷锋精神与志愿者精神》《雷锋精神与中华传统文化》，等等。他们找不着人了，张副总编总共给我打了六次电话，最后说求你了，你要不行，我们找不着人了。这没办法，因为他是我第一本书的支持者、编辑者，就是财经社的张副总编。他们从社长、副总编到编辑室主任为我第一本书倾尽了很大的心血，现在又编这套书，说《雷锋精神与中华传统文化》找不着人写。我等于中奖了，人家希望你能够写。可是对于我来讲，这是一个很难的题目，全世界都知道雷锋，尤其是中国人，知道得已经熟视无睹。我说这怎么写？也不是我的本行，还跟传统文化联系起来，所以我把那一段时间碰到的所有怀疑全写进了序言。没办法，就接受了这个任务。用几个月去想这个思路，去搜集资料，去看经典，然后才发现原来雷锋精神在我们中华传统文化里面是固有的精神。

就举一个例子，苏轼贬官海南，攒点钱买个房子，刚搬进去，发现一位妇女同志在门口哭，打听一下为什么哭，说不孝的儿子把房子卖了，没地儿住了，一问，就是自己买的这个房子。那苏轼他老人家，叫"不责一钱"，把屋契还给她，"复返旧寓"。雷锋呢，有两百零五块钱，他捐两百块钱，在当时是大数目，也差不多等于"裸捐"了，就剩五块钱。苏轼是个清官，《赤壁赋》里面有一句话，"且夫天地之间，物各有主，苟非吾之所有，虽一毫而莫取"，他能写出来也能做到。他为什么受天下人的爱戴？就是因为他是很可爱的一个人物，而且在海南贬官期间，自己背着一个兜子采药，碰到有需要救治的，当场就发药，给人治疗，那也是个赤脚医生啊。他能把自己刚买的房子还给人家，钱都不要了，这不是雷锋精神吗？我觉得超过雷锋啊，太难了！是在自己走霉运、走背运，都走到天涯海角的情况下，还能够这样全心全意为人民服务，这不就是我们传统上的精神吗？我这一看，太有的写了，所以很认真地去写，但是，交稿时间已经没有多少了，我是一个半月把这本书写完，所以就累到了。

每天早上起来，吃早饭之前，写一节课；早饭之后写到九点，一节课；休息十分钟十五分钟，然后写到中午，上午三节课；中午休息一会儿，下午一点开始写，到三点一节课；三点休息一会儿，干到五点，休息一会儿；晚饭吃完之后，九点之前休息一会儿，写一会儿；十一点之前再写一会儿；坚持了一个半月，写完了。也确实累到了。人生有些时候就是这样，你想养生，你想早睡觉，有任务在怎么办？咬着牙坚持，没办法。那今后呢，我就祈祷不要有这样的任务，因为它和我要活一百六十岁的目标相抵触。（笑声。）

养成好习惯　健康靠自己

改变不良的饮食习惯和结构。这个饮食，不能随着自己的性子去吃，要有节，而且，你要知道怎么有节。比如说自己的身体寒凉，那就不要吃生的沙拉，不要再吃甜品。这个我碰到太多了，现在学校里面，尤其是女孩子，人可能长得也很漂亮，但就是脸上起疙瘩，两腮、下巴这个地方起一些红疙瘩，还治不了。我通常就问这么几个问题，"你是不是喜欢吃水果？"回答通常都说"是"；"是不是喜欢吃甜品？""是"；"是不是喜欢喝冷的？""是"；通常也伴随着痛经的毛病；再问"手脚凉不凉？""凉"；五个问题下来，我说你这一切都是寒的，都是冷的，这个地方温化不开，它一定要形成一个凝结的状态（长痘）。把这个毛病改掉，吃软、烂、淡、热乎的。不要随着自己的性子，生活条件好，水果随便吃，不要再吃了。你看《黄帝内经》就知道，那个瓜果属于寒凉的东西，它是辅助的。为啥五谷叫主食？就是主要的食物。现在生活条件好了，主、副食弄颠倒了，菜、水果吃得多，反而吃出毛病，吃出寒凉了。再加上现在流行时髦，什么露背装、露肚脐装，然后很好的裤子，非得把脚脖子露出来，把关节要命的地方暴露在天地之间，让邪气长驱直入。最后痛的，一看满脸那个苍白的色泽就知道，中寒毒很深。我认为很多人不需要吃药，只要迅速改变自己的饮食习惯和结构，就能好。这就是一个常识，其实也是一种药方。如果你按照新的食物结构去吃，试过两周之后，如果一点变化都没有，再去找医生吃药。大部分的情况，其实都不需要吃药。

行为模式。别熬夜了。我们现在中华文化传统里面，能够见到的最早的一首古诗，大家是不是能记得？尧那个时代的，"日出而作，日入而息。凿井而饮，耕田而食。帝力于我何有哉？"这是形容尧那个时候的生活状态。很自然哪，道法自然嘛，太阳升起来我干活，太阳落下来我睡觉；渴了我就挖口井喝，没有吃的自己耕；你当你的天子，当你的大官，跟我没啥关系，何乐而不为？天下大治。我们现在做不到这一点啊，日上三竿，人家还在睡觉；月明星稀，还在过自己的夜生活；在一个小角落里面对着电脑，挂在网上，男神女神，一通胡思乱想，那精气神迅速流走啊。广成子告诉黄帝，怎么能长寿？就是不胡思乱想。叫"必清必净，勿劳汝形，勿摇汝精"，不要使身体过劳，不要摇动精气。你就是看那个图片，瞅一眼，精气已经动了。大家可能不觉得我们眼珠转一下，消耗多少精气神，它肯定有个消耗，对不对？这也是需要能量的。眼睛一动，精气神就在耗动，所以为啥古代叫闭关，那个"闭关"是指把自己的感官关闭，不该看的不看。就是像文王的妈妈孕育文王的时候，在后花园静养，非礼勿视，非礼勿听，非礼勿言，非礼勿行。最后文王出现，他爷爷就看出来了，说我们姬家要在他身上发达起来，所以他叫姬昌。大家知道吗？取名字就体现出祖父对他的期望，因为他看出这是一个圣人。结果就发生了泰伯这件事情，泰伯是老大，是文王的大伯父，他是要继承王位的，但他是个大孝子，知道自己的父亲喜欢这个孙子，要想传位给这个孙子，必须让自己的三弟，也就是文王的父亲接位，才能传给他，所以他跟他二弟两个人跑了，跑到南方。这段历史大家都清楚，跑到吴越那个地方。最后回来他也没有再接受，为了彻底断了念想，就是"文身断发"。在古代的礼法上，你只要一文身，就不能继承王位了。这样，文王的爷爷把这个王位传给文王父亲，他是老三，然后，就传到文王这儿。结果"三分天下有其二"，文王靠德行就已经把商代诸侯三分之二的人心笼络过来，就是这样做到的。

我们现在能不能有文王这种本事，就是靠德行，让天下归心。有了这样的德行，《易经》的那个法则就起作用，《坤卦·文言》里面说"地势坤，君子以厚德载物"。德要厚，你就可以有健康；德要厚，你就有官运；德要厚，你就有财运；德要厚，你就可以出名；德要厚，你想干什么都能成，叫"触念即通"，这个是需要自己体验的。

什么叫"触念即通"？积德积到一定程度，你心里产生一个念头，还没等说出来，人家送来了。有没有人体会到的？（下面回答："有"）这就说明我们今天来的人里有很多是有大德的。（笑声。）是真的。多多少少可能大家都有体会，某件事情刚一琢磨，还没说呢，来了。不要小看自己，不能自甘卑劣。（笑声。）一次印证到了，就坚定信心，就会鼓励我们做下去。这种事情是有瘾的，越做越深厚，越做越灵。想做一个事没等说呢，已经变成现实了，开始给你转化了，这个时候才能知道天人合一的妙处，中华文化的伟大。体会到以后，行为模式和思维方式一定转化，情绪也会转化。慢慢地就会不生气，慢慢地就会敢于给自己立下一个志向，永不生气，争取做到永不发火，这一辈子你把得病的因素全掐死了。不健康吗？这是对自己真正的大慈悲。慈是给你欢笑，悲呢，是把你从痛苦的境地里拔出来，这叫慈悲，是两方面的关怀。不要一提慈悲就以为是观世音菩萨，我们的先祖圣贤每一位都可以说是大慈悲的，因为都是父母之心，父母对孩子的那颗心就是慈悲心，不希望他受苦，希望他好，所以每一位都是观世音菩萨。你不承当吗？（掌声。）

我们这一次学习的重点，就是要进一步了解我们自己，不是别人，我们自己，向内求。二〇〇八年，从桂林回来我就给自己取了个字"求己"，照着镜子对自己讲，"姓钟的你能不能出息一次？把那个干净的自己拎出来！"

加强对天人合一观的领悟和体证。我们现在不知道大家想过一个问题没有，每一个人，如果你没有改错之心的话，可能不会到这里来；如果你没有一个改错之心的话，中国的国运和势力不会达到今天这个状态；天运如此，因为人心在转化。大家都认为不能再那样缺德下去了，赚钱也要讲究德行，是这样的一个心，慢慢地起了主导的作用，我们的国力在迅速增强。再加上中央领导的强力推动，所以我们能达到目前的这个状态，已经给我们展现了一个大国、一个强国、一个盛世所具备的基础。

跟大家讲，国家如此，为人也如此。你只要定住志，为人可靠，你的朋友会发生分化。拿我自己说，现在来的全都是仁义道德这一方面的，换了一批。我这是打比方，别以后我的朋友看了录像，过来收拾我。（笑声。）立志嘛，你只要一立志，就会有分化。

最近大家可能听说了，中共中央、国务院印发了《"健康中国2030"规划纲要》，怎么建设？每个人都要努力，我认为把自己处理好了，就是为这个工程做贡献了。不需要国家操心，不需要政府拿补贴，不需要义工来帮助你，你本身就是一个很健康的人，你有能力去照顾十个、百个、千个需要照顾的人，这不伟大吗？很简单，我认为只要掌握了《黄帝内经》最基础的观念、常识，就足够做到这一点。

时间过得太快，已经到点了。我们明天接着分享。谢谢大家！

第二讲

（2016年11月26日—丙申年十月廿七）

我们的祖先已经掌握了关于人体健康的全部观念，并清清楚楚地变成文字——经典，留给我们。所以我们首先要学习，了解经典的真义，然后落实到自己的身上，亲自验证一次。本篇作者开始讲解《黄帝内经·灵枢·天年第五十四》，让我们了解人体变化的规律。

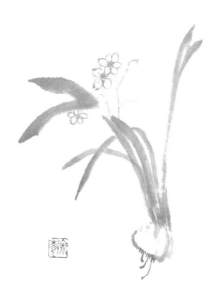

尊敬的各位同胞、各位同人：

大家上午好！

我们接着学习《黄帝内经》。学习经典最重要的是明白其中的真义，更为重要的是，明白了之后要践行，落实到自己的身上。落实到身上的意思就是，你自己的身心起变化，心上的变化就是你的核心价值观转变，知道什么才是值得追求的价值，什么是值得我们为之奉献的目标，然后他会导致我们身体发生变化，会觉得身体越来越轻快、越来越健康。

《黄帝内经》我们给她起另外一个名字，叫"人体使用说明书""人体维护说明书""人体大修指导书"。当你没有病的时候，她让你一直保持真正健康的状态；当你出了毛病的时候，她让你尽快地恢复到正常的状态；甚至当你出现了所谓大病绝症的时候，她仍然可以让你恢复到健康的状态。关键是你学没学，学没学明白，学明白了之后，肯不肯按照她的指导去做。

人经合一

学习首先要做到明理，我们更加强调的是明理之后，人变成一本活的经典，我给它取了一个名字（因为没看到我们以前有这样的称呼），叫"人经合一"。经义变成我们自己的，否则的话，你把《论语》背下来，她还是属于老夫子和他杰出弟子们的，跟我们没有一点关系，尽管你能倒背如流。因为落实不了，她不算是我们自己的东西。这个道理非常非常简单，可是在现实当中，你找一个人经合一的人，寥若晨星，做不到。《道德经》可以倒背如流，但是你找一个真正的道人，也就是真人、正人、至人、圣人、贤人，大家感觉到有几个？好像是也很少，就是没有做到人经合一。而且学习经典，并不需要把所有的经文全部背诵，尽管背诵很重要；并不需要把每一个字的训诂、考据、义理、辞章，这些个文字上的功夫都搞清楚；一句话甚至一个字，行得真，就成了，这是中华文化一以贯之本有的真义。

凡是一本具格的经典，打开之后，如果大家能够非常诚恳而恭敬地去学习，那我们这一生的幸福就有了保障。比如说刚才，我们一起向国旗鞠躬行礼，王老师讲，这是向我们伟大的祖国，向我们的古圣先贤，向所有值得敬佩的人、事、物鞠躬。我们在讲《论语》的时候，主持人也会喊口令，大家一起向孔子像鞠躬行礼。那我们讲《黄帝内经》的时候，也应该向黄帝、岐伯、以岐伯为代表的所有的老师行礼。我经常反问同胞们、同人们，这些像需不需要我们给它行礼？完全不需要！谁需要？就是我们自己。我们为什么要鞠这一躬？就是因为当我们真诚地恭敬别人、祖先、老师、长辈的时候，庄严了我们自己！折服了我们，使自己站立起来，就是你的灵魂站立起来，变得更加纯净、纯洁、柔和。这本身就是治病的一个药方。凡是刚强难化的人、倔强不听劝的人，在身体上总有这样和那样的疾病，他就不明白，当你心柔和下来、纯净下来，病根已经除掉了。

学习是第一要务

"学习"是《论语》当中第一个谈的要点，也是秘密。翻开《论语》，第一篇就叫《学而第一》。假如有一个人说我忙得没有时间学《论语》。只要能看一眼就可以了，就明白一件什么事呢？学，学能够让你第一，这是"学而第一"的秘密。我在讲《论语》的时候，有一讲把《论语》的篇章全部串联起来，其实整个《论语》二十篇是一个完整的整体。我们强调，学习《论语》要从头贯通，最重要的是学，第一个字就是"学"。

那怎么学呢？再看第一句话，"子曰：'学而时习之，不亦说乎？'"学是重要的，但紧跟着最重要的是你要"时习"。时间的时，就是表示你要在时时刻刻念念之间，不能忘掉，把它落实，这是"习"，落实的意思，践行的意思。如果你学到一个道理，一下子把它落实到自己的身上了，体会到它真的管用了，那从内往外生发出来的那种喜悦，就是"不亦说乎"。后来，我们中华文化的一些杰出人士，在翻译佛经的时候，由这个意义生发出来一个词，大家可能也比较熟悉，因为经常听到周围有些人就这么说，叫"法喜充满"，那就是由内而外散发出来的快乐。然后别人就觉得这哥们儿挺奇怪的，每天好像是捡着了宝，偷着乐的状态，那真是如贫得宝，就是一个贫困的人，突然间得到一个宝贝，还不好意思给人说，自己没事偷着乐的状态，就是"学而时习之，不亦说乎"。

当我们通过一个周末，哪怕就两天的时间，把"人体使用说明书"的常识都掌握了，你想想看，以后这大半生，都生活在安愉、恬淡、舒适、健康当中，这一个周末值多少钱？能衡量出来吗？我们说过，你就衡量一下此生以后不再闹毛病，或很少闹毛病，有多幸福！那为什么不"法喜充满"一次？为什么不"不亦说乎"一次？

后面的就更加简单，"有朋自远方来，不亦乐乎？"这就是情绪上的事，一个老朋友来了，我瞅着他就顺眼，那就快乐呗，没有什么难理解。

当你体会到了经典的真义，觉得自己也能上讲台了，然后这些人竟然不认识我，那就不是君子的想法，因为夫子说了，"人不知而不愠"，别拉长了脸给别人看，这样的人才能是"不亦君子乎"。不知道就不知道呗，想让别人知道，就是妄念、妄想，就是心里放不下名利的贪念，不是君子啊。争名夺利，再有名，再滔滔不绝也是假的，不信你往后看。夫子为什么伟大？他是在心性上把这些事情看得通通透透。

所以，学习《论语》我说不需要学"半部"，像赵普那样治天下，我认为一段就够了，甚至一句就够了，甚至一个字就够了。然后有些人就问，到底哪一句可以？我说，如果你明白了，哪一句都可以；你不明白的话，哪一句都没有用。就是你瞅整部《论语》，"这啥玩意儿，当不了钱花，没有用"。这些年我经常碰到这种说法，说"孔孟之道没有用，救不了中国"。那我只能这样回答，我说，一部智能手机在我手里，我只用打电话、接电话；发短信、收短信；现在变成了，发微信、接微信；除此之外对于我来讲，好像用处不大，但你能说它的功能不强大吗？不是的！很简单的道理，我们的文化叫深不可测，高不可攀。不是经典没有用，是你这个人没有用；不是中华传统那些优秀的经典文化没有用，是因为能够明白这个文化真义、把她践行出来的人少之又少，所以显得这个文化好像是没有用。可是如果你以一颗真诚心、恭敬心进去学，她又大道至简，因为人同此心，心同此理。明白这一点，不但身体健康，家庭还能够和谐，家和万事兴，事业就能够兴旺发达。这是《黄帝内经》里面，前一句讲"治未病"，后一句讲"治未乱"的道理，她把你生活当中所遇到的各种现象，通过这么两个词，全都解决了，很慈悲、很透彻。所以不单单是生理的健康，还是我们整个人生的健康，了解这一点，要想没有文化自信，是不可能的。现在你让我对着西方文化，奴颜婢膝，磕头行礼，做不到。因为我知道什么才是对的，知道标准以后，就可以往那个方向去努力。

我们的祖先掌握人体健康的全部观念

人体健康所需要的全部观念，中国人早已经了知，这个观念所需要的身体试验，我们的先祖早已验证过，清清楚楚地变成文字，写下来。我们只需要去看一下，然后简单地验证一下。我敢说，只要你验证一次，验证到"真"，就会上瘾。这个瘾君最好上得大一点，一直到此生结束。

我现在才知道，正常情况下，一个健康的人，就是说这一辈子最后要走了，他是不需要被送到那个ICU里面，浑身插满了管子，人事不省，痛苦地坚持一个月两个月还是半年，不需要那样；他就是觉得，这部肉做的机器差不多要停止了，所以他会告诉大家，我要走了，有机缘再见，反正就是在很健康清醒的状态下跟大家告别。你查古代的资料，儒释道医武各个行当里面全都有这样的人物，一而再，再而三地给我们证明。还不相信，就是我们自己智慧太浅、业障太深、福报太差，所以你不肯落实践行一下。

我提出这样的一个建议，叫"不争论前提下的体验"。我们现在还没到可以对经典指手画脚的境界，就像一个小学一年级的学生，想挑战他老师的智慧的边界，大家想象一下，可能性有多大？微乎其微。可能你是天才，因为我们知道历史上有记载，八岁就悟道，有这样的小孩，但是凤毛麟角。绝大多数的孩子都是符合大数定律，就是概率论里面的大数定律，他的智力是正常情况下的，那他跟老师的差距是很明显的，他没到可以指出老师错误的程度。所以就得先学，学，然后知不足，学而才能第一，慢慢地才能够"弟子不必不如师"，像韩愈说的，达到甚至超过老师的境界。那个时候你认为他会指责老师吗？"哎，老师都错了！"那副嘴脸，不会从一个中国传统文化熏陶出来的合格的人脸上出现。为什么？即使他超过了老师，他也知道，没有老师给我启蒙，哪有我今天？怀着感恩的心，他绝不会去挑人的毛病。但是讨论问题的时候，他可以指出，这一点我们可以有怎样的进步，这是代际传承应该有的。

中华民族要想伟大复兴，需要一群人做到圣贤境界，有人，才能有事业。就是孔夫子在《论语》当中说的，"人在政兴"，有这个人，才有这个事业。这一点也符合广义相对论的结论，就是"物质决定时间跟空间，当物质转变的时候，时间跟空间也转变；当物质消失的时候，时间跟空间也消失"。我把它翻译成老夫子的话，那就是人在政兴，人去政息，是一样的，一个是物理的表达，一个是《论语》的表达，说的是同一个道理。当我们自己转变，我们周围的世界就转变。世界就是时空的意思，再大一点叫宇宙，都是表示时间跟空间。

那就清楚了，我们现在每一个人都是自己时空世界里边的主人，可是现在你不做主，被什么做了主呢？被你的妄想、脾气、秉性、任性、错误的想法、恼怒的想法、厌恨的想法做了主人，那生活能不一塌糊涂吗？能不闹毛病吗？能不有挫折吗？有了这样的挫折，你想活到天年，就是自然的寿数，那是不可能的，南辕北辙，缘木求鱼。

人之始生

从这一刻开始，我们先看《黄帝内经·灵枢·天年第五十四篇》了解一下我们人体变化的规律。

黄帝问于岐伯曰：愿闻人之始生，何气筑为基，何立而为楯，何失而死，何得而生？

岐伯曰：以母为基，以父为楯；失神者死，得神者生也。

"黄帝问于岐伯曰"，岐黄之术嘛，就是岐伯跟黄帝讨论，以他俩为代表，为"岐黄之术"，这就是中国古代的一种表达。我们说《道德经》是"道德仁义礼"之经的简称，天人合一是人和天地人事物合一的简称，那么"岐黄之术"就是黄帝和以岐伯为代表的一批老师的问答，形成的医术、医道、医理，这一门中医体系的简称。

"愿闻人之始生，何气筑为基，何立而为楯，何失而死，何得而生？"老师，我想听一下，人刚刚出生的时候，以什么气筑定了自己人生的基础？什么东西立起来，可以作为保护他的盾牌？什么东西失掉了，人就死了？得到了什么，人就生了？你看一看这些问题是不是我们自己能问得出来的？我们问不出来的话，黄帝他老人家替我们问。

我看了以后，就凭这四句话，我就想给岐伯他老人家磕头。因为我经常在外地做讲座，有机会有时间的时候，有听众提问，提问超过三个，我就得动笔记，要不怕忘了。黄帝问了四个问题，岐伯直接就回答，很干脆。你就看人心地清净到什么程度，记忆力和智慧就到什么程度。如果现在有人问我四个问题，我说你稍等一会儿，除了第一个问题，下面我得用笔记，大家有没有这种感觉？你慢点说，我得记一下。真正脑子好用的，起码能记住三个问题。大家回想一下，我印象特别深刻的，比如说一九九八年，朱镕基当选为国务院总理，在九届全国人大会议上，回答记者提问，一个记者一连串问题，总理根本就不需要什么手头笔记，非常清楚地回答。要知道，他当总理的时候要比我们在座的年纪都大吧？我现在体会到，不是人年纪越大记忆力越不好用，比拼的是你天天想的是不是正事儿，有没有正念。如果做到的话，人的记忆力不是下降，是上升。尽管那种机械记忆力就是照相机似的记忆不像小孩子那个状态，可是那种高度的概括力、理解力、复述能力，是随着年纪的增加而上升的，一直到老，叫心思纯净而不衰。而且你说一件事情，他就记得很清晰、很清楚，绝不混乱。

我们通过这一点就可以考察一下自己身体，这部肉做的机器运转是不是正常。我们现在很多的观念，以为这是正常的，其实都错了。比如说到五十岁到六十岁必须有什么病，那不一定。学《天年》这一篇，还有《上古天真论》，这两篇合起来，我们就能知道人身体运作的规律，哪些是正常的，哪些是不正常的。

我们这个身体，以母亲的血为基础，以父亲的精为盾牌。这个"楯"是古代战阵当中，抵御敌军进攻的那样的一个盾牌，它和人拿着的那个盾牌还有点区别，你要是看古代的战争片会知道，就是战阵当中往地下一戳，它比正常人的身高可能还要高一点，有个瞭望的眼儿，是那样的一个盾牌，叫"楯"。你看这个字是木头的木，加上一个盾，材料和功能这一个字已经告诉我们了。所谓"父精母血"是我们的基础和防护。现在已经有打坐的道家修行人给我们清晰地揭示出来，人在打坐的时候看到自己经络当中，灌注满了那种有点像亮白色晶莹剔透的精。要注意，它不是通过X光可看的，是人自己内视可看的，你自己不实验的话，你就觉得别人在骗你。不是骗人，没有这个东西，人是活不了的，人是生不出来的。

我有一套日本传回来的《黄帝内经》，也是公开印刷的，大家可以买到，好像是辽宁一个出版社出版的，上面附了经络图，但不叫经络图，叫"内照图"。大家能明白吗？内外的内，照相的照，"内照图"。我当时看了就特别惊讶。某一条经，从这儿到这儿，画得清清楚楚，既不是解剖图也不叫经络图，叫"内照图"，这个太奇妙了。那再看我们以前历代祖先、道家修行人士给我们留下来的典籍，什么《周易》《参同契》之类的，就可以明白，他是真人在活体打坐的状态之下出现内视的功能，看清楚经络运转的状态，给我们描述出来的。所以这一门生命科学，还有待于我们利用现代的手段，把它和物理、生理、包括无线电等现在科学的各种理论连接起来，才能够被现代人所认识和接受。

什么是神

"失神者死，得神者生也。"是说没有"神"，人生不出来。那到底什么是神呢？我们有没有这一想？有没有这一问？什么是神？

黄帝曰：何者为神？岐伯曰：血气已和，营卫已通，五脏已成，神气舍心，魂魄毕具，乃成为人。

岐伯并没有直接回答什么是神，汉字造字法，"神"是一个示补旁加上一个"申"。有人说，这个"示"就说明是大自然垂象，显示嘛，透露出来；那申怎么解释呢？贯通天地人，通达为"申"。也就是如果你能够明白天、地、人这三才，告诉我们一以贯之的道理，而且能够展示给别人，这就是"神"。按照这一解释，我们每一个人都是神。如果昨天晚上没睡好，人家说你今天早上看起来没精神，就是精也不足了，神也不足了！没精，人会死掉；没神，人会萎靡。说白了，它就是我们人体物质能量所展现的物理状态、物理形象。这能听懂吧？血，是能看得见的，为阴；气，看不见，但是我们能感知它的存在，为阳。所以"血气已和"，就是阴阳已和，是平衡的。

想一想我们肉做的这个活体，因为有气充盈，他才是有弹性的，有活力的，有生命体征的。当你这一口气呼出来，再也没进去，活体变成了尸体，尸体慢慢冷却下来，没有大修行的人，就变得硬邦邦的。

"营卫已通"，营气和卫气，这个有点涉及中医很专业的知识，我们现在知道概念就行。不知道大家是否感觉过，和某一个人接触到一定距离的时候，自己有一种感觉，就是喜欢这个人或不喜欢这个人，愿意或不愿意跟他待在一起。南怀瑾先生说，他们这几个师兄弟特别愿意在虚云大师周围打坐，就是如果老师来了，他们愿意就在他方圆一丈的地方，老师一坐，他们也跟着一坐。为什么？他说觉得特别舒服。那用现代物理来理解，就是一个人体形成一个场能，也就是他的磁场，会让周围的人感觉特别舒适。什么样的磁场会让人感觉舒适呢？就是这个人内心宁静平和，没杂念、没妄想、没有贪嗔痴慢疑，所有负面的、阴性的、杂乱的东西他都没有或几乎没有，形成的场能就纯粹、纯洁、纯净。所以跟他在一起，别人不自觉地就会感到舒服，愿意亲近，说白了，这是一个物理现象。那我们要做一个什么样的人？是一个让别人感觉到亲切的人呢？还是说离二里地——我们东北话有说——"顶风臭十里"？由此选择做一个什么样的人也就很清楚了，无非就是心里柔和干净。一个人的"气场"，由内气和外气组成，其实是一气贯通！营气在脉，卫气发于外，起保护、保卫的作用。不用等到身体接触，距离近到一定程度，"卫气"就已经感知到了！最明显的例子，我经常遇到，一打开冰箱，刚刚感知到凉气拂身，就猛然一个喷嚏！那就是身体防卫之气在工作，一瞬间把凉气喷出！所以气场相合的人，可以迅速接近，气场相悖，频率相左，就是话不投机半句多！

还有一点最为重要的，就是气场的内外统一，一以贯之，就是人前和人后你有没有分别？台上和台下有没有分别？人前说得漂亮，背后做得一塌糊涂，被人觑破，一文不值；台上说得漂亮，台下做得一塌糊涂，别人也能看得出来。所以明白这个道理，我为啥有好几年不太好意思照镜子，就是这样。呈现出什么样的表象，就意味着有这样的行为，意味着有这样的思想。有些人说我没表现为行为，可是念念之间有这样的思想，就会把自己塑造成那样的结果。

我们的身体是我们心念的作品。

拿计算机来比方，就很清晰。计算机运行的状态是软件运行的展现，这大家都能很好理解，但有些时候应用到自己身上，就忘了这件事情，不知道自己的身体是自己心念的作品。这个肉做的机器，如果把那个思想抽走，不由你来指挥的话，换一个灵魂，换一套操作系统，换一套思想，换一套核心价值观，会完全不一样。这大家能明白吗？文化文化，如果那个"文"指的就是核心价值观，那我们一瞬之间把自己"化"了。你还是那个身体，大家都一样，一化验，氨基酸、蛋白质、维生素ABC全都在里边，可是软件不一样了。再升华，升华为真人、贤人、圣人。所以人和人能一样吗？有一样的，有不一样的，大家看上去都一样，但是境界上差得天玄地远。

为什么我们说做事情不能以小人之心度君子之腹？我就经常这样想，这件事我理解不了，有人能理解；这件事我做不到，有人能做到；这件事，我有希望能做到，那就努力去做。这就是文"化"的过程，要强调这个"化"的过程。你肯不肯听教化？找到好的老师是好的际遇，但你肯不肯听一句劝告？没找到老师，你得到一本经典，那就是老师留下来的指导原则，《黄帝内经》《易经》《道德经》《论语》都是这样的，而且叫唾手可得，易如反掌，几乎没有成本。现在这样的书，很多善心人士掏善款出来免费送，喜欢你就拿走，还有人不看。那什么时候他自己能够把其中的道理自己摸索出来、总结出来？你想他这个心有多么高傲！如果一个孩子，肯听父母的劝告，把父母几十年的生活经验，尤其是教训，一下子接受过来，当下这个小孩子就成人了；倔强，不肯听劝告，那就只好让生活去教育他。一次一次地撞墙，撞疼了，知道悔改的，那就开始了幸福生活；不知道悔改的，倔强到底，那真是死路一条。

我们再往下看"五脏已成，神气舍心，魂魄毕具"，这三点缺一不可，实际上是五点，大家注意！血气、营卫、五脏、神气、魂魄全都具备的情况下，才能成为"人"，这些因素缺一不可。五脏怎么成的，昨天晚上分析了，就是医圣张仲景那八个字（人禀五常，以有五藏），给了我们答案，人禀五常（就是仁义礼智信了），以有五藏（心肝脾肺肾，现在汉语也写作"五脏"）。我们祖先有德，我们有了生成五脏的德行基础，生理建立在德行的基础之上，这是中华文化最伟大的揭示。我们再强调一遍，这就是贯通，由伦理、天理、道理贯通到心理、生理和物理，一理贯通。

"神气舍（舍shè，作动词解释）心"，这一点，我们现在（据我猜测，妄想的）可能绝大多数人理解不了。现在西医就以为"心"就是这个地方有那么一个会蹦的脏器，一个动脉、一个静脉，一个支出、一个收回，血液送出去、收回来，然后两个心房、心室，构成了这么一个脏器。实际上"心"从中国古代的人体生命科学来看，它是一个系统，不单单指这个能跳动的脏器。这个系统不但有心的器官，还有一个心经，就是关于它如何运作的一条经络。还有心包经，大家也听说过吧。所以你看五脏里面心、肝、脾、肺、肾，只有心字没有月字旁，就是没有表示肉的那个偏旁，它是一团火、一团能量、一团热气。这就告诉我们，心，你不能执着在一个有形的、阴气的、阴质的脏器上，这能明白吗？我们的灵魂、我们的思想都包括在心的范围之内。

然后呢，有一股神气，这个气，带着智力"舍（shè）"在里面。什么叫舍心？按照汉语的语法，就是以心为舍，叫舍心，动词，它做名词的时候是舍（shě）。以这个心房为房子，心房、心室，你看这个词儿，那房子就是给人住的，室也是给人待的，肯定有个东西藏在里面了，待在里面了，以它为舍。你这一想，那是什么东西？结合《上古天真论》里面说十二官第一官就是"心者，君主之官，神明出焉"，我们这颗心做什么官呢？它是当君主的，做君、做主的，通过它，你能够出想法，能够明白世间的道理。也就是中国古代认识人体不像现在，说大脑才是思想指挥官，才是那个有灵魂、有智慧、有意识的器官，没有心的配合是不可能的。这是中外文化对人体的认识最大的差别之一。恰恰现在越来越多现代医学的病例给我们证明了中国古代这种认识是对的。比如说现在有一些成功的案例，就是人可以换心，已经有成功的，但是发现这个人做了换心手术以后，他的亲朋好友发现这个人不是以前的那个人了。大家看到这个报道了吗？机体看着好像还是那个人，可是他的性情、秉性更加接近于心脏的捐赠者。不觉得可怕吗？他是另外一个人的那个灵魂，思想安装在现在这个人的身上，明白了吧？（听众回答：明白。）所以，你的性格、你的脾气、你的思想，甚至你的记忆、你的直觉反应，通过心脏的转移可以转移到另外一个活体上，这是现代科学已经证明的。它恰恰证明了中国古代经典对人体认识的正确，就是当心换了的时候，人也换了。再拿计算机来比喻，当操作系统从这台机器里面被提出来，换到另外一个电脑里面，大家发现电脑变成现在更换后的这个状态。所以心（脏）不能换。（掌声。）

关于魂魄

"魂魄毕具"，这也是中华文化才有的揭示。到目前为止，我没有看到，哪怕是印度，都没有这种解释，只有中华文化有关于心和魂魄清晰的解释。魂在哪里呢？肝。《黄帝内经》告诉我们肝藏着魂。

魂是在肝里面，肝藏魂，那七魄藏在哪儿？藏在肺里面。"魂魄毕具，乃成为人。"这就告诉我们，我们一出生，很多的信息一下子凝聚在这个肉做的身体里面，而我们自己不知道。我们为什么会有很多负面的情绪？原来里面有各种各样的能量信息，被储存在里面。怎么来的到现在也没有人跟我们解释清楚，可能解释清楚了我们不懂，或者没看到。因为中国的经典，比如说《道藏》，你全看清楚了吗？有些人可能一页都没翻过，那就得存疑。整个所谓的这种人体方面的解释，都是完善"人体使用说明书"，让我们了解自己。我们简单地说到这儿，如果时间够用的话，再往深里说。不够用的话，你就知道，必须有血气，必须有营卫之气，然后五脏生成，"神气舍心，魂魄毕具"，才能有这么一个人，看起来是一个有神的活人。

人为什么天寿不同

黄帝曰：人之寿夭各不同，或夭寿，或卒死，或病久，愿闻其道。岐伯曰：五脏坚固，血脉和调，肌肉解利，皮肤致密，营卫之行，不失其常，呼吸微徐，气以度行，六腑化谷，津液布扬，各如其常，故能久长。

这是怎么回事？为啥有的人长寿，有的人夭折，有的人得病，还病了很长时间，什么原因？岐伯回答说："五脏坚固，血脉和调，肌肉解利，皮肤致密，营卫之行，不失其常，呼吸微徐，气以度行，六腑化谷，津液布扬，各如其常，故能久长。"这就是人要活得长寿所具备的基本条件。五脏坚固不坚固？血脉和不和？像二〇〇七年，我路过武汉，去看火神派的大医周元邠先生，他一把脉，说我的脉还算调和，然后他的小徒弟就说了，在爷爷眼里，几乎没有健康人，说你还算调和，就已经是最高的褒奖了。

"肌肉解利"，就是运动比较适当的那种肌体，不管男女，男的会更清晰。因为从生理结构上来讲，女子在皮下有一层脂肪会显得线条更加柔和、柔润，男子皮下就是肌肉，所以更加棱角分明。就是当他们锻炼到一定程度，我们今天叫棱角分明，就是这个"解利"，一看，很健壮，线条清晰。

"皮肤致密"，不松懈、不枯燥，莹润光泽有弹性，很细致、很细腻。有的形容说像瓷一样，那瓷也有粗有细啊，要像景德镇那种精品，那当然好了。

"营卫之行，不失其常"，又一次出现"营卫"，"营卫之气"，我再打一个比喻，就是刚才说到气场的问题，假如说有一个热源，就说烤炉子吧，不需要手贴上你才能感觉到它的热吧？甚至离个两三米，你就能感觉到它热。现在冬天烧暖气，你也不用手摸上才知道暖气热，走到近处，甚至一进家门就知道家里热乎乎的，这就是那个营卫之气展现出来的。我们正常人就有一种像保护气体一样，环绕在我们身体之外，用现代红外设备一拍，你会有一个光圈，因为只要有温度，只要有能量场，现在物理学的设备全都能给我们显示出来。根据能量高低呈现的光谱色泽是怎么样的？赤橙黄绿青蓝紫。绝大多数人都是红色的；如果身体不好，就变成了暗红色的；身体再不好就变成了灰色的；要死的人呢，变成了黑色的。这是物理现象啊，所谓生理不就是物理现象吗？这很简单。

两千五百多年以前，有一个尹关长，有一天早上起来，人家也不偷懒，可能是练功的时候，望东方有紫气飘来，啊，有高人要来了，等着等着天亮了，来一老先生，骑着青牛。于是，他说跪下给老先生磕头，

"子强为我著书"。你不给我著，我不给你发官牒，你出不去，我不给你签证。就把老子留下来，写下了《道德经》五千言，传下来。我们就知道老子他老人家"紫气东来"呀，再往高里去你看不见了，我们人肉眼见不到紫外光。现在的仪器可测，但我们肉眼看不见，这大家都能懂的。

可见光只有这么一段，那不可见的是大部分，所以对物理、对世界、对宇宙的探索，我们太局限了。如果你说眼见为实，那你得把多大的宇宙奥秘排除在自己认识之外呢？所以人体这个气场能量的高低，根据色泽自己就能够判断，这是正常的人体生理反应，一点都不神秘。你只要静下心，看一个人的面色，看着看着你就会知道他的这个身体状态跟其他人的区别，可能你感觉不出来到底什么颜色，但还是能够看得出来。比如我看你们这一百多个面孔，几乎人人不同，有不同的显现，每个人完全和自己的内心相应。

清代纪晓岚那个《阅微草堂笔记》，里面有好多故事很好玩的，是骗人吗？笔记呀！纪晓岚不是写小说，跟《聊斋志异》不一样。他是听来的，而且通常都是说，听谁谁谁讲的，有真人叙述，所以叫《阅微草堂笔记》。他把这些正常情况下，就是"子不语怪力乱神"的那一部分，听来很奇幻的，他都记录下来。其中有一个故事讲给大家听。就是说有正念的人，他的那个光是非常明亮的，咱们不谈他到了什么程度、什么颜色，就是非常明亮；不孝顺、心地阴暗的人，那个光非常微弱，甚至就没有，这种人离死不远，就是死很正常。他记叙的这个故事很奇幻。说有一个人晚上走夜路，突然就看到有一个穿红衣服的，大概是人形，把几个老虎招呼过来，招呼它干什么呢？就是告诉老虎，你们可以吃谁，不可以吃谁，说有一位妇女过来，她不孝敬她的婆婆，然后你可以把她吃掉。吃掉以后，她那个包裹里面还有银子，给另外的一个男人。当时那个老虎要扑向这个男子的时候，跳到空中了，老虎又落下去了，说，看到他头上有一点点的亮光。这一点点亮光是怎么形成的呢？尽管这个人不太好，但是他心里挂念着他的母亲，他走夜路是回去要看他的母亲，就这么一点点意念，让他的头上出了一点亮光，而按照虎神的解释，就是野兽吃人是吃头上没有亮光的。（笑声。）这个故事我看了，非常惊讶，是他记录下来的。我就想这个从物理上能不能解释得清楚？好像是很有道理的。但是不是说那么神，老虎能够看见人头上有光，这件事情就有点神乎其神，现在人可能不大愿意接受，可是他那个笔记上就是这么叙述的。然后过了一会儿，真的就来了一个妇女，被老虎吃掉了。那位男子就拿着她包裹里的钱回家孝敬他娘去了（更详细的解释，可以查阅《阅微草堂笔记》原文，或者参看《素书通解》中的讲解）。从此他变成了一个孝子，因为怕被老虎吃掉嘛。

这给我们什么提示呢？除了《阅微草堂笔记》，还有中国"二十四史"里面偶然也会有一些记录，就是有一些日后做了朝廷高官的人，年轻做书生的时候，在老房子里、在寺院里面读书，别人说这个地方不能待，但是他光明磊落、心地坦荡，进去读书，然后啥事没有，可能换别的人进去就不行，就会出现一些奇怪的情况。我想所有这些的记载、记录、笔记，加在一块可以印证一件事情，就是当你心里堂堂正正的时候，会产生一种保护层，即使你认识不到，人们就会觉得这个人走过来以后气宇轩昂，甚至大将军为了民族大义舍生忘死的时候，他可以"气吞山河"。这些词汇有道理，如果你不相信，那我们说可以存疑，慢慢去证。可能证实，可能证伪，但科学的精神是：你不能把它证伪的时候，你就不能说它不对。

那现在我们面临自己的实验，什么叫"营卫之气"？为啥有些人说，他这个人，气一看就很充实；有中医给我把脉，说你这个气不充实。我说这个我知道，天天说话，耗气太多。吕祖的《百字铭》就说嘛，"养气忘言守，降心为无为"，要养气，"忘言"，说话都忘了；"守"，守这个状态，把心降伏。

道家养生方法

接下来的这一条应该是道家养生里面很专业的了，叫"呼吸微徐"，这是长寿的征兆。我们现在坐得比较密，你邻座的人如果能听到你的呼吸声，就说明你身体是有疾病征兆的。正常情况下是根本听不见，但是你自己可以觉知自己在呼吸，这起码说身体还马马虎虎，算健康。"微"，就不是那种气喘如牛的，不是那样，很细。"徐"是慢的，正常修行的呼吸节奏应该是匀、细、绵、长、深。"圣人息至踵"，直译就是圣人呼吸可以达到脚后跟，意思就是他的呼吸可以灌满全身，让每一个细胞都得到氧气的滋养，不会有神经末梢得不到。有一些人说因为得糖尿病神经末梢坏死得截肢，有这样的病例吧？那如果说我们现在学一种方法，让你身体每一个细胞都得到氧气的滋养，那还闹毛病吗？

现在就教大家练"宝瓶气"，它是不得癌症的一个方法，不是我说的，是南怀瑾先生说的。在藏地，一个合格的修行人，一天至少要做一百零八次，叫宝瓶气，宝贝的宝，瓶子的瓶，很简单。现在请大家注意，端身正坐，全身放松。晃一晃自己这个肩膀，因为长时间坐办公室，或者是倚在沙发里面，自己这个脊柱都变得不正常，脖子也稍微前后活动一下，脖子正常的活动就是类似下巴颏画一圈儿。活动完之后，立住，放松，下颚微微往里收，就是有稍微压一下两个大动脉的这个感觉，正常地收。端正，坐直，但不要硬挺，要自然放松，如果你身体都已经弯的，就是挺直了不舒服，那你就稍稍顺着它弯一点，慢慢恢复回来，别硬挺着，那也会出毛病。我们正常呼吸，没有意识，就是吸进来呼出去，有的人呼吸浅的就到这个地方（胸部）。现在呢，我们类似做深呼吸，吸进来之后吸到不能再吸的时候，不要直接呼出去，是停住，要注意！挺到不能挺了，自然地呼出，这是一息。我们现在做第一次，大家一起来做。按照南先生的说法，如果中间不能有十五秒的停顿，说明你身体已经很虚弱了，有问题，需要调整，健康的标准应该是一分钟，就是吸气和呼气之间要有一分钟的停顿。但是每一个人可以自己掌握，实在挺不住，那就呼出去，慢慢练，所以它是很安全的。练习宝瓶气能够不得癌症的道理，就是因为癌症细胞不可以在有氧的环境下生存，所以当这个气息被强行地灌注到每一个组织器官里的时候，就都得到了滋养，也就是相当于国家财政补贴从中央发出去，到了每一个人的手上，应得都得，皆大欢喜，都得到补益。财政收支和我们一呼一吸，道理是一样的；和心脏里面进出血，收回血，道理是一样的；所以明白身体的道理，就明白国家经济的道理，是一致的。"以此养生则寿，以为天下则大昌"嘛。

这是第一次，慢慢往下做。练到第二阶段，是呼吸到极致，你说我已经挺了一分多钟，实在挺不住了，正常第一步是呼出去，第二步功法呢，不呼出去，还往里吸。你说这不矛盾嘛，我已经挺到不能挺了，还往里吸，能吸进去吗？一开始我就怀着这种疑问试，真能吸进来。比方说，挤公共汽车上下班高峰期已经挤满了人，然后师傅会喊，往里走往里走，里面还有空地方，然后底下人拱一拱，就又拱进去几个人（笑声）。这个呼吸可能也是这样，你觉得到极限了，实际上往里吸真能吸一点，就等于突破了自己的极限。而这个力度呢，是很轻微的，因为是你自己掌握呼吸，觉得确实不舒服了，或者真的是到极限了，自然呼出。宝瓶气是改变体质最快的，也是我最近这一年推荐最多的一个功法。随时可练，不受环境的影响。不受外面环境影响，有个特例，雾霾天不能练，越是天气晴朗，花好月圆的季节越可以练。

所以要练气，"气以度行"，度，法度的度，规矩。如果你这个气息按照正常规矩去运行，身体就是健康的。然后六腑自然地就会化掉五谷。我们吃进饭去，你下指令了吗？你说大小肠一起干哈，别闹矛盾。有这样的吗？没有。吃进去，刷完碗，准备准备上课，你根本就不想它怎么消化，这对吧？不需要，身体自然就有这个功能。你不用想它怎么运作，我们只要一出生，每一个器官按部就班就各干各的活儿。我们现在做主的，就是维护正念，所以当领导人要有正念；维护阴阳的平衡，当你觉得凉了要加衣服，不要管别人怎么样。

"津液布扬"，津液是肌体里面提供出来的营养物质，如果你不明白它什么作用，你想象一下，开车为什么必须使用润滑油就知道了，没有油是不行的。这个津液就非常关键，人能活着，就是因为舌头上有水，这是以舌水为代表的活，也就是你不能没有津液，要干了的话，人就麻烦了。所以道家修行有一个叫"玉龙倒海"，这个大家学过吧？有点头有摇头的，那就统一一下，今天变成都学过。所谓的玉龙就是舌头，在口腔里面搅动，有两种方法：一种是在唇和齿之间搅动，一种是在口腔内部搅动，二十八次，有的人到十几次的时候就觉得后脑勺疼得不行，那就自然停下来。所以这个功夫练完之后，不但能够增加"津液布扬"，还可以锻炼口才，巧舌如簧。但最好是学习经典，说好话。

"各如其常，故能久长。"我给大家提示一下，什么长我们才能寿？想过吗？"筋长一寸，寿增十年"，是吧？所以在开春暖和的时候，要慢慢地抻筋，不但舒适，还长寿。还有什么长我们能长寿？气长，就是息长，呼吸。刚才教大家了，呼吸匀、细、绵、长、深，我们就长寿。还有什么长，我们长寿？舌头长。如果你舌头伸出来能舔到眉毛（笑声），那就不得了，有的人能够到鼻子就不错了，可以慢慢练。怎么练呢？卷起来，卷舌塞喉，你卷起来往后舔到自己喉咙里面那个小舌头，能够到吧？（有人回答：够不着），够不着，慢慢练。舌长寿长，这是第三个了。还有没有什么长，我们长寿？罗汉眉，眉毛长。据说有一种修行人，突然之间可以出长眉。但最根本的是"道"长，道德仁义礼的道，也就是福德长，"仁者寿"，"天之在我者，德也"，这是最根本的，可以改变人的命运。

所以谈风水，什么最重要？"一德二命三风水，四积阴功五读书"，有这么一种说法，但读书读对了，它可以跟第一种积德行道联合起来。我们称呼道家修行人为什么？道长啊，这其实就是恭维话，他的道长没长，那要看他真修没修。这个词从哪里来的？《论语》嘛，孔夫子说，"君子道长，小人道消"。所以后世道教的人彼此见面，除了说一声"无量天尊"以外，还有说道长，某某某道长，就像以前官员之间互称大人，某某某大人。大人从哪里来的？《易经》啊，所谓的"大人者，与天地合其德，与日月合其明，与四时合其序"，这是说你家里面出了圣贤人物，所以叫"大人"。那"太太"从哪儿来的啊？这都知道。我说不用客气，我称呼我家孩儿他妈就是太太，为啥呢？当仁不让啊，我也希望家里面有好媳妇呀。文王的奶奶太姜、母亲太任和妻子太姒三代圣母，养育了一群孝子贤孙，一群圣贤，给中华文化留下了很宝贵的代际传承。

时间到了，休息二十分钟，下一节再来。

第三讲

（2016年11月26日—丙申年十月廿七）

　　作者继续讲解《天年》：人的长寿是有物质基础的，并且从面相上可以看出来；人的气血随着年龄的增长，有一个由盛到衰的变化过程；人不能活到天年的寿数是有原因的；通过介绍上古天子的年龄，作者得出结论：只要为天下考虑，有仁德，就可能会长寿。

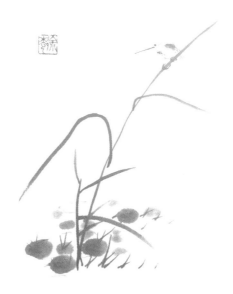

上一讲跟大家说了什么"长"我们可以"寿",掌握了这一点以后,大家可以自己慢慢去练。比如抻筋的时候,你感觉到疼,想一想,抻长一寸,我可以寿增十年,看在长寿的面子上可以忍受一点(笑声),是不是?看在长寿的面子上,可以吃七八分饱;看在长寿的面子上,不跟他计较;看在长寿的面子上,多给父母尽点孝道(掌声);看在长寿的面子上,多为其他人不求回报地服务好一点。然后任劳呢,还要任怨,别干完活以后,就好像有功德了,又甩脸子又摔东西的,那等于砍伐自己的寿命,就不合算了。即使不学商业交换的知识,也应该明白这点道理。

长寿征兆

下面这个问答还有一个长寿的征兆,大家看:

黄帝曰:人之寿百岁而死,何以致之?岐伯曰:使道隧以长,基墙高以方,通调营卫,三部三里起,骨高肉满,百岁乃得终。

提醒一下大家,别学完了这个道理以后呢,你挂几个牌子说开始给人看相了(笑声),开始蒙人了。最关键的还是要考查人的真实德行,所以要往正里面想,但它确实可以有看相的作用。老师岐伯讲,如果你能使"道隧"变得长,你就可以长寿了。什么道呢?我们刚才说"道长",这是最根本的。那还有一个道,就是这个"人中",

人中又深又长，天生的是长寿相。现在大家可以互相观看一下（笑声）。

"基墙高以方"，我们说形容人的面相，叫天庭饱满，地阁方圆，尤其是下颌宽大的，是掌权的象征，和长寿的象征。再观察一下，看看自己的福德。"基墙高以方"就是形容地阁方圆，高是指这个骨要丰隆饱满。比如你看《史记》，形容汉高祖刘邦，叫"隆准"龙颜，丰隆饱满，他具备那个相。

"通调营卫"，这个"营卫"又一次出现。"通调营卫"，你不要想着具体很细微怎么调，把它贯通了、打通了，心正了，按照天地大自然的运转去做，走正道、走正路，营卫之气自然能够升起来。而且不知道大家有没有一种感觉，每当主持人说，我们怀着感恩之心，向中华先祖，向我们伟大的祖国表示感恩，向圣贤表示感恩，一鞠躬的时候，我确实感觉到有气进来，就是这样，觉得身体就好像被通了电的那种感觉，麻酥酥的，就是你这个意念一接通，身体就起变化。所以我再看南怀瑾先生说，当你不求回报地真心做一件大善事气脉都会改变的时候，我认为那是真的，他说的是对的。为啥叫"仁者寿"？你怀着一颗仁心在天地之间行事做事，尤其是全心全意为人民服务的人，真的可以长寿，但前提是不能怨。不能抱怨，如果抱怨，你看我都做这么多了，国家也不给我发个奖章，电视台也不来采访，别人也不给我供养，有这一念就完了。就是做完了之后不求回报，那你试试看，寿命无量，就是可以活得很长，而且是没有毛病的，生命质量很高。

"三部三里起"，学过画画的知道"三庭五眼"，面部分三段，眉毛上面到额头，眉毛下面到鼻子，鼻子到下巴，叫三庭，这个比例是不是匀称，对相貌至关重要。"三里"，我们腿上有个穴道叫足三里，手臂上各有关节，三个大的关节，合起来四肢十二个关节，"骨高肉满"，还是说的丰隆饱满，一看你这个面容隆起来，饱满的。最关键的是肉要满，像我这种不大满的，就是说明至少气虚了，脾虚了，从五行上说，土不生金，金不生水，水不生木，会产生一系列的羸弱后果，不管因为讲话也好，熬夜也好，还是说写东西思虑过多也好，总之，你是受伤了。而丰隆饱满的面容，意味着五行顺转，精气充足，"百岁乃得终"，可以长寿。

气之盛衰

黄帝曰：其气之盛衰，以至其死，可得闻乎？岐伯曰：人生十岁，五脏始定，血气已通，其气在下，故好走；二十岁，血气始盛，肌肉方长，故好趋；三十岁，五脏大定，肌肉坚固，血脉盛满，故好步；四十岁，五脏六腑十二经脉，皆大盛以平定，腠理始疏，荣华颓落，发鬓斑白，平盛不摇，故好坐；五十岁，肝气始衰，肝叶始薄，胆汁始减，目始不明；六十岁，心气始衰，苦忧悲，血气懈惰，故好卧；七十岁，脾气虚，皮肤枯；八十岁，肺气衰，魄离，故言善误；九十岁，肾气焦，四脏经脉空虚；百岁，五脏皆虚，神气皆去，形骸独居而终矣。

"黄帝曰：其气之盛衰，以至其死，可得闻乎？"这个气的盛衰，一直到人死这个过程，您老人家能不能给弟子们讲解一下。为什么这一篇叫《天年》？就是从十岁开始，每十年身体一个变化，一个特征，一直到百岁。

　　大家看一下，"人生十岁，五脏始定，血气已通，其气在下，故好走。"小孩子"好走"就是跑啊，尤其是做过姥姥、姥爷、奶奶、爷爷的，就是替家人看小宝贝，累死人。为什么？那个小孩子，他活蹦乱跳，又怕他摔着碰着的，就跟着后面撵哪。但是老人这个气衰啊，小孩子我们昨天说了，他要是累了，无论趴着、坐着，一会儿就能睡着，起来照样活蹦乱跳，啥毛病没有。大人就不行，趴着要睡一会儿，起来也不舒服。小孩子气足和老人气衰，你就想象一个气很足的气球和一个气瘪的气球，那种状态，可以类比一下，想象一下，就容易明白"气"的无比重要。

　　"五脏始定"，就是心肝脾肺肾五脏"始定"，也表明六腑也是该开始了。五脏连带着六腑，我们不要说，谈五脏的时候跟六腑没关系，它完全是一对，要想着这个事实。一提道德，别以为只是说道德，按《道德经》来讲，"道德仁义礼"五者像五个手指头一样，五者一体，这是《素书》上的头一句话，要注意，这五者是一体。我们说天人合一，不要想着人单单和"天"合一，而是你跟自己的天、地、人、事、物协调自然，如果和你周围的人格格不入的话，除非是自己洁身自好，否则也是速衰速死之相。网上传哈佛大学有一项研究成果，数据显示，人际关系非常不好的人通常都短寿。

　　"血气已通"，小孩子这个血气通是特别明显的，他根本就不容易闹毛病。但现在为啥有些小孩子闹毛病？多半因为违反阴阳、天时，再加上饮食非常糟糕。比如说转基因的油、反季节的蔬菜，施加了过多化肥和农药的作物，它不是天然的，只要不是天然的，对人就有不利的影响。

　　"其气在下"，这个气的作用主要是在下半部，下肢，小孩子我们观察他的那个双腿呀，柔软又好动。我们经常看到小孩子捧起自己的脚就开始吃，大人想吃一般够不着，就是身体已经不柔软了。如果你现在还能够腿一拿放在自己脑后，这也是长寿之相。由于精气在下半部，所以人生10岁的时候，"好走"，小孩子喜欢不停地跑，所以老年人看孩子会感到特别累，因为精气衰落，比不过小孩子。

"二十岁，血气始盛"，前十岁是"通"，通完循行，到二十岁的时候，开始盛壮，"肌肉方长，故好趋"。这个"趋"是指小步快跑，年轻人跑得快，他也有那个"脚力"。

"三十岁，五脏大定，肌肉坚固，血脉盛满，故好步。"散步，行步，三十岁的时候。古代至少周朝的时候，男子结婚应该到三十岁，女子嫁人应该满二十岁。不是像后世说的男子二八十六岁就可以结婚，女子十四岁就可以嫁人。因为看过《上古天真论》知道，男子以八年为周期，女子以七年为周期，到女子二七十四岁、男子二八十六岁的时候，叫"天癸至"，就是所谓女子出现例假，男孩子出现溢精，就说明好像是长成了。其实，"五脏未定"，未"大定"，还不坚固。这个时候如果做父母的话，先不谈这些过于年轻成婚的人，对身体有什么样的伤害，她孕育出来的那个孩子，通常都不长寿。因为气血不盛，不坚固。孔子在《论语》当中有一句告诫，是在《季氏第十六篇》里面，"子曰：'君子有三戒：少之时，血气未定，戒之在色。'"这个"少之时"指的就是男子三十岁以前，女子二十岁以前，在这之前应该不结婚，顺应自然。

结合《黄帝内经·天年》所告诉我们的规律，原来人到三十岁五脏大定，而且这里面没谈男女，女子可以稍微小几岁，这是以男子为标准谈出来的。所以不要说，"哎呀！都三十了！你看人家孩子都挺老大了，你怎么不抓紧？"不用着急，三十左右吧，男子三十二三岁，女子二十七八岁，应该是正合适的时候，将来孕育的子孙也通常会健康长寿。如果我们有医学研究的学者，或者是医务职业人员，可以关注一下，就是我们用实例来看一下，这个人得病也好，自然死亡也好，收集一些案例和病历，然后去调查他父母孕育他的年纪，我想能够总结出一条统计规律性来验证经典是不是正确。如果没人做的话，将来我自己做。

"四十岁，五脏六腑十二经脉，皆大盛以平定，腠理始疏，荣华颓落，发鬓斑白，平盛不摇，故好坐。"尽管说"大盛以平定"，但是已经开始疏松，就是那种紧密的状态走下坡路了。"荣华颓落，发鬓斑白"，我们看看在座有没有发鬓斑白的，或者是说，尽管你染了发，但真实情况，你看一下你的鬓角是从什么时候开始斑白的。四十岁的人或者四十多岁的人，喜欢坐，就是不大愿意走动。最近这两年流行健步走，挂个东西，或者手机上也有那种软件，一天不走一万步就好像是没达到锻炼标准。然后有些人把腿走出了问题，这是身边真实的案例。我身边就有，天天走，说走一万多步，结果腿走坏了。这个运动要适度，标准因人而异，要顺应自己的精、气、神的状态，气血运行的状态。像这个冬天的时候，主藏，你就不能大汗淋漓。任何运动感觉到发热了，微微出汗了，说明运动量已经到了。不要出大汗，汗为血之余，出多了就散气、耗气，耗气就等于把能量更快、更强地散发出去，速衰早死之道。不要那样做，一定要把持这个度，要适量。

"五十岁，肝气始衰，肝叶始薄，胆汁始减，目始不明。"我认为这个不需要解释吧，很清晰，尤其是五十岁的同胞，可以拿自己的身体状况，回味一下，检验一下，看看大体上是不是相对应。

六十岁的时候，"心气始衰，苦忧悲，血气懈惰，故好卧。"六十岁的人就喜欢在沙发上，东北话讲叫"一汰歪"，倚在那里面，好像越慵懒越舒适那个状态，因为心气不足了。所以六十岁以后再兴发事业，甚至七十多岁了，再去种橙子，这都是很少见的案例了。还有一个特点叫"苦忧悲"，他自然不自然地就会担心，担心儿女啊，担心儿孙啊，担心自己未来呀，反正挂碍的事情好像突然就多了起来，越是这样血气衰落得越快。所以要采取反方向的对治方法，快乐起来，"学而时习之，不亦说乎？"天天让自己快乐起来。

"七十岁，脾气虚，皮肤枯。"七十岁的时候，吃饭不大香了，脾气不足，然后皮肤枯燥。皮肤本来是由肺脏来主管，为什么经文不是"肺气虚，皮肤枯"？脾属土，肺属金，土生金呀，脾气一虚，土不生金，那皮肤就开始变得枯燥。所以五行是一个牵扯一个（就相克的机理而言），一个决定一个（就相生的机理而言）。为什么说脾气虚，皮肤就枯，这什么道理？原来是五行决定的，土不生金，那金决定的皮肤状态就不那么好，就不那么盈润了。

"八十岁，肺气衰，魄离，故言善误。"八十岁的人，肺气一衰，就是英雄气短，肺气一衰以后那个气息不够长。我们教大家的方法，就可以破这个"天年之数"。大家要注意，就是中国古代修道之人，这些天年特征就都可以打破了，但关键是你肯不肯日日、月月、年年、时时、刻刻去修，然后念念之间去修正自己错误的想法、做法，如果能做到身体相貌就不一样了。据传说，吕洞宾百岁童颜，不是鹤发童颜，是百岁童颜。"魄离"，要注意这个词，三魂七魄，肺气一衰，这魄开始离开。"故言善误"，如果我们的老人到八十岁的时候出现说话总出错，好像是：哎，你怎么"说都不会话了"呢？要原谅他。因为这是《天年》里面指出的，当你肺气衰以后，自然会出现的失误状态。

包括我在讲座，如果有一段时间写作任务、讲座任务同时压过来，再加上有其他社会事务处理，就感觉到气不足的时候，我就发现，好像是容易说错词。这些年来，我发现有那么两三次，我就想为什么，怎么会出现这种现象？就是你不知不自觉地说出来之后，大家一听不应该是这个词，然后自己也马上能意识到，我就想什么原因造成的，看了这一段我就知道，这是提早地肺气虚耗。所以不完全说一定是八十岁是这样，如果你某一段时间肺气确实虚耗了，真的就有可能"言善误"。你说我活到八十岁的时候，我天天笃行伦理，这一辈子是为尽孝来的，不但孝敬父母，还大孝于天下，那么很可能高寿而肺气不亏，那还是口齿伶俐、思维清晰，不一定就"善误"，这是活的。经文中这个情况是指人正常情况下，没有经过长时间的修炼，就是大众化的这种表相，

"九十岁，肾气焦，四脏经脉空虚。"九十岁，这个岁数已经对很多人来讲是可望不可求的。"肾气焦"，这先天之本，已经枯焦，就是没有多少油（比喻先天之肾精）可以供你熬了。除了肾以外，其他那四个脏器，经脉空虚。肾属水，主骨，生髓，等于是给我们其他四脏提供先天精微营养物质的，底部这一烧焦了，没有东西了，那上面精微物质就缺乏了，所以"四脏经脉空虚"。

"百岁，五脏皆虚，神气皆去，形骸独居而终矣。"一百岁，五脏皆虚，都没有了，就剩下一个衰弱的躯壳。"神气"，注意！当初来的时候人怎么生的呢？叫"神气舍心"，现在神气走了，"皆去"。所

以你看，浑浑噩噩，好像是听，喂，你说什么？听不清楚；看呢，视物模糊；说呢，说不清楚；叫风烛残年。"形骸独居而终矣"，就拉倒了。从一开始生发、具足、大盛、平定，平定的时候已经开始呈现出衰败之相，最后归零，到人体天年的寿数。

不能终寿的原因

黄帝曰：其不能终寿而死者，何如？岐伯曰：其五脏皆不坚，使道不长，空外以张，喘息暴疾；又卑基墙，薄脉少血，其肉不石，数中风寒，血气虚，脉不通，真邪相攻，乱而相引，故中寿而尽也。

黄帝又问，"其不能终寿而死者，何如？"就是没活到一百岁而死的那些人，是怎么个情况呢？

"其五脏皆不坚"，根儿上就是五脏。南先生有一次讲座，说五脏不健康，想要人体健康，那是不可能的。我看了这句话，就想补充前面一句：践行仁、义、礼、智、信没达到固定的标准，想五脏健康，那是不可能的。只要缺"德"，必有病！就这样简单。

"使道不长（zhǎng）"或者是"使道不长（cháng）"，我认为两个音都可以说得通。你要是使道天天长，我们每一个人不穿道袍，也可以说"道长"，恭喜你，自己的道天天增长，那就是寿禄在增长。用打游戏的话说，就是你那个能量格，"满血复活"。天天在长，就像充电一样，看着充电的那个显示一下充满了，百分之百了。"君子道长，小人道消"，如果天天往下消，消着消着没电了，就启动不了。

还有一点，最近这些年，我们经常听到年轻人猝死，很可惜；或者是英年早逝，很可惜。别的什么背后的因素我们不谈，单从"天年"这个角度上来讲，他一定是劳累得心脏蹦不动了，突然之间停摆，然后在很要命的那宝贵的几个小时之内，没有让他获得足够的保暖和能量复苏，就再也救不回来了。古代救这种病不像现在，现在可能是更加短，就是心脏停止跳动多长时间能救回来，这个医学和生理学有既定的理论标准和记录。但是中国古代会长一点，有的可能是在后背按一按扎一针，有的可能在百会，或者在会阴针灸扎一下，能把人抢救回来，可以复苏，叫"回阳"。但我估计掌握这种针法的医师已经凤毛麟角了。为什么希望大家按照天时去作息？就是希望保养自己的那一点"血"，然后每天早上起来都是"满血复活"的状态，一起来倍儿精神，可以一天时间精神饱满地全心全意为他人服务、为国家服务。做不到这一点，不但自己累，别人瞅着也累。

"空外以张，喘息暴疾"，五脏不坚定，然后这道还不长，要命的是呼吸还急促，又短又急促，绝对是短命的象征。

"又卑基墙"，再加上先天骨相就不饱满，更加是短寿的征兆。本来先天如果有亏，骨相不饱满，那就好好地做"文化"人，用"文"能"化"人的道理去调养自己，用后天福德道长去补先天的卑弱不足，如果这一点又不懂，先天亏，后天亏，两亏加上一块儿，就会短寿而亡。

"薄脉少血，其肉不石"，把脉，脉象很薄，虚弱，然后血气不足，面容看上去干枯，没有盈润的光泽；身上的肉不结实。又没调理好风寒，叫"数中风寒，血气虚，脉不通，真邪相攻"，真气跟邪气老在身体里打架，互有攻防，等到真气不足以抵防邪气侵袭的时候，邪气完全占据上风，就是"中寿而尽也"，年半百就死掉了。

重温天真

提到这一点，请大家重新看一下《上古天真论》。"上古圣人之教下也"，圣人教导天下人民，怎么说的呢？"虚邪贼风，避之有时"，神仙也怕脑后风。"恬淡虚无"，你的欲望不要那么盛满，贪得无厌，恬淡虚无，真气自然就跟从，你不要想着它怎么来的，自然而来的，只要有正念有正气，随着就来。

"精神内守，病安从来？"你的精神不内守，跑股票上去了，跑漂亮妞儿身上去了，跑不相干的人身上去，老恨他，这都是脱离本位，自己的大本营防卫空虚，所以虚邪乘虚而入，不可能不得病。如果能够做到心情恬淡，里面有真气做主，充满，精神不外溢，不胡思乱想，也就是城防坚固、兵强马壮，外邪根本就进不来。让我们生正气，就是在身体上设立一道防线。有很多人很奇怪，流行性感冒来一茬儿，摊上一茬儿；而有些人呢，常年不闹毛病。那就是人家城防非常坚固、坚实。只要是精神没有守卫住，病一定会来的。天真是没有病的。

"是以志闲而少欲"，你的志向是闲，还是满，还是躁动不安？多欲，就多思，就多忙活，多头出击。就像多元化经营，稍微搞不好，很大很成功的一个公司也会走下坡路。人也是这样，因为人的精力有限，不该操的心绝不要操，不该动摇的精气绝不要去动摇它，甚至眼珠子都不转。有一次在苏州看一个画家画画，我就很喜欢那幅画，但我没钱买。画的是一个人戴着一个墨镜，斜着眼看旁边一个女士，最神妙的就是底下那句题词，叫"君子坦荡不斜视，聊借墨镜窥佳人"（笑声）。讽刺那些自我标榜君子的人，对人宣扬为人应坦坦荡荡，目不斜视，但是旁边有漂亮的女人过来，自己却借着墨镜的遮挡，以为别人看不清他的眼睛，眼神就跟着美女走了，说得特别细致入微。

你仔细观察，为啥叫心眼儿呢？他眼珠子盯在哪里，神已经过去了，能量已经射出去了，能明白吗？我们这个眼神，"眼神"那是能量啊，是由气转化来的，气是由精转化来的。大家知道蒸汽机就是那个原理，水烧开了，蒸出汽来，然后由液体变气体，体积增加一千倍吧？是不是？我记得当时学物理好像是这个概念，所以它能够产生推动力，变成电力等其他的能量形式。人也是这样，你这一动，动的是啥？动的是元精。所以广成子告诉黄帝那句话，就是"勿摇汝精，勿劳汝形"。你不要动摇你的精气，眼睛移动说明心念早就动了，心眼啊，就是这个道理。你觉得我动眼珠子才费几大卡的热量，消耗几吨的力呀？你不知道，念念之间流走的是人的元精、元气、元神。

所以"君子坦荡不斜视"，要看就正眼看，正眼看没关系。所谓修行人，要是修到没正眼看人的时候，说明还不过关。有一种修行人，是眼神不过面前五步，不瞅你。你看虚云大师的像，不管站着坐着，绝大多数全都是低头，眼睑一遮，爱谁谁，根本就不管，就是那么一个相。但他是出家人，我们要这么学的话麻烦了，这人太傲慢了，你看，跟他说话他都不瞅我，那就不行。但是瞅或者看，心里起不起邪念，沾不沾染，绝对是考验！

人这个念头特别快，瞬间，到底多少个念头过去我们自己是不知道的，除非你禅修，禅定到一定程度，观察得细致入微，才能够捕捉到那么快的念头，否则的话我们是不知道的。所以这个意念最能耗动精气，就要小心了，意念不可妄动。因为现在满天下都是引起人欲念的东西，打开网络，电视，太多耗动人精气的画面。现在的服装设计公开就说性感不性感，按照我的理解，就是这个东西多大程度上能动摇人的精气（笑声），是吸精的，就是吸收能量。所以人看问题角度是不同的。我基本上不上网，人家打电话说给你发邮件了哈，那我就瞅一眼，或者隔一周左右上去看一眼有没有邮件。不上网是为了保护自己，那个东西太强大了，干脆眼不见心不烦，东北话说，没那个弯弯肚子不吞那个镰刀头，不惹麻烦。这些年，有好多学生、同胞说，能不能拜你为老师，跟你学习？我说我没合格，没资格做老师，等有一天我认为我可以做老师的时候，我再接受。尤其是年轻漂亮的女学生，绝不能收（笑声）。

"志闲而少欲，心安而不惧，形劳而不倦"，"心安"就是我们在此前论述的，当你正气升起，营卫之气就有了，然后你感觉到很安全，心就安。这个我体会到，任何一件事情是有前知和预感的，这是个很物理的现象，但是如果你不稍稍体会一下，你不知道。比如这一次来，我从家里出来，因为早上出发，我是坐家门口始发的22路车，坐上去我就心不安，心不安只有一个原因，有可能迟到。这头列开架势都要接你了，你说没搭上车，这多没面子。正常情况下，虽然是早上高峰期，有公交专用车道应该没问题，但是就是心不安。我就知道这肯定不行，所以坐几站之后果断下车打了一辆出租车，最后提前十分钟坐到了火车上。这是对事情的判断，还有人体对外界的各种反应，尤其是邪气、病气来的时候，仔细观察也会有提前的感知。

你感觉我一直就是心安理得，那真的就是"真气从之"，啥毛病没有。所以心里干净什么都不想，"心空及第归"。大家看过那副对联吗？在五台山上，"心空及第归"，是沈鹏给写的，大书法家。我们爱练字的人，到哪儿都瞅。我就想怎么才叫心空才能及第呢？及第就是考中状元了，就等于登上榜了。那个心不空，不空你装的是什么？你装的是天下大众全体，这还没关系，装得越多越光明磊落。因为你不是为自己挂碍，也不累；天天就想自己那点蝇营狗苟的事情，唉，真是累个半死，担惊受怕，不可能不闹毛病。买的东西能不能赔呀，发出去的货能不能有回款呀，我相信他，他对我好不好啊……无穷无尽。

"形劳"，你心不安，形一定劳，身体一定感觉到疲累。

"气从以顺"，心安才能气顺。气不顺，上行气，下行气，横着这个气就是带脉所走，都会乱套。乱套就会痛，就会出现病症，直到它顺了以后才消停。所以不能憋气，不能生邪乎气，不能顶着干，驴也得顺毛摩挲。学会了以后，就知道，不管周围谁，亲人、朋友，当他发火的时候，好，让他把火泄出来，不要顶，不要激化这种矛盾。就像大禹治水一样，来了以后，顺应，这一顺应就好了，等他泄完之后，他也消停了，你再劝，也能劝得进去。当场对骂，对着干，针尖对麦芒，死路一条。

"各从其欲，皆得所愿"，做对了，自己的愿望就能够实现。

"故美其食，任其服，乐其俗，高下不相慕"，你做你的呗，那是你的特长；我做我的呗，我就喜欢这一点。真的是没有高下之分，所谓高下贵贱，是人编出来的骗自己的概念。你琢磨透了以后，其实是一样的。我就是扫地，我也扫它一个明白。为啥有一些祖师，扫地把自己扫悟道了？地上有落叶，你扫净了，心上呢？你只要是有一个名利上的挂碍，那就是"尘土"。天天往心里装尘土，把自己的本性全遮盖住了，想要看到自己心地的光明那是不可能的，累都累死了，怎么能不病呢？

"是以嗜欲不能劳其目"，这样的人有什么爱好、嗜好、欲望，不能够使他的眼目跟过去，"聊借墨镜窥佳人"的事不会有。

"淫邪不能惑其心"，这个有禅定功夫了，不为外界所动。过了六十岁，看什么都觉得不那么吸引自己了。否则的话出现一个新花样，新款，不管是服装还是包包，就追着买。人家赚个盆满钵满，你亏得家里面一连串的赤字，摆着一堆用过的包，或者一排穿过的裘皮衣服。这都是真事儿，有些女士买裘皮衣服买上瘾，一年能买八件，我同事告诉我的。我说请你转告她一句话：小心穿上脱不下来。

"愚智贤不肖不惧于物"，愚者、智者、贤者、不肖者，不管什么样的，不担心外物，说明内心已经平等清静，"故合于道"。能做到吗？"所以能年皆度百岁"，合于道了，年度百岁而动作不衰，这就很正常了。因为什么呢？就是因为"德全不危也"。你自己闹毛病了，扪心自问一句，哪儿缺德了？就这个意思。你说我做得完全无漏，圆满无碍，那还有什么毛病？有毛病都能化去。

上古天子的寿数

大家不服气，那我就查资料列表，这是我自己开出的第一张表格，上古天子的寿数。

名字	伏羲	女娲	炎帝	黄帝	少昊	颛顼	帝喾	尧	舜
寿数（年）	在位111	100多岁	在位120	在位100	在位84	在位78	在位70	在位70	100

伏羲，我们华夏文明从他画卦开始，叫"一画开天"，所谓开天辟地是从他这"一画"开始的。不要以为传说当中有一个人拿个大斧子，一下劈开，不是那个画。盘古，盘子的盘是个圆，是太初的意思。"盘古"就是从最远古的那个时代，"开天"是说文明开始了。大家明白吗？传时间长了，把盘古传成一个人名或者神的名，弄错了。中华文明从伏羲画卦开始，所以你看伏羲庙里面有个牌匾，"一画开天"，开天辟地的大事发生了，文明肇始。伏羲在位一百一十一年。注意！不是活了一百一十一年，是在天子位一百一十一年，他就是十岁继位，他还活了一百二十一年呢。

女娲，说她造人和补天。我在《中华经典十二部浅说》的序言里，把女娲补天和抟土造人的秘密端给大家，说是神话传说，其实是道家修行的秘诀，修行的方法。所谓炼五色石补天，补天是什么意思呢？说天漏了，发大洪水把人淹了，洪水就是指你的欲望，你的欲望把人的本性已经要淹死了。炼五色石，五色对应着五行，五行对应着五脏。她作为一个天子，修道之人，告诉你补回先天能量的方法，就这样简单。把五气补回来，等于是让我们每一个人重新生了一回，在这个意义上叫"造人"。父母生我们血肉之躯，文化造人就像陈寅恪先生在《唐代政治史述论稿》里面说，"文化于人，几有再造之功"，就是这个人从思想上变了。作为媳妇来讲，又开始知道孝顺公婆了，等于家里又新娶了一位媳妇一样，这不就是变了一个人吗？大变活人。这是文化再造之功。那为啥叫抟土呢？我们知道她补天，肾是先天吧？脾呢？后天。脾在五行属什么？（听众答：土）那不就来了吗？所谓抟土，是两精相抟谓之神，她告诉你阴阳和合的方法，把后天能量补足，既补先天也补后天，所以叫"抟土造人"。解释错了，姓钟的负责，如果有地狱的话，我去下。把它揭示出来，就是让我们的炎黄子孙对中华文化升起信心，它不是那种让人看来好像很幼稚的，所谓神话故事，它是道家修行的秘诀啊（掌声），希望我们每一个人理解祖先这种传承的苦心。为什么呢？不是所有人都有福德能够听到这种说法，给你把秘诀点破。所以一开始传，就像寓言一样，听懂了，一教就会，一下子就明白是个什么样的状态；听不懂，你就当神话故事听好了，经典里面的神话是有真义的。这是女娲，也一百多岁。

炎帝，据说在位一百二十年而崩，葬在长沙。

黄帝一百一十九岁，在位一百年，成而登天。他不是死了，你查所有道家的典籍，黄帝是成神仙了，现在人不理解。但是我听说到目前西藏还有修行人可以虹化，大家听说过吗？虹化就是肉身在你面前化成虹光没有了，偶尔为了给弟子们留一个纪念，留下一撮头发、几片指甲，大概就这个样，人就化走了。因为我没亲眼看，我也没亲手摸，但现在有好多书籍甚至有视频给我们介绍这个，那我就想，姑妄听之，姑妄言之，且待将来证实或证伪，说明这件事情有没有可能。

黄帝老人家天子位不坐，诚意净心三个月，向广成子求一个修道的法门，多真诚！那是天子啊，中华文化的始祖，为了求一个长生的道门，如此虔诚。我们今天呢，一遍一遍地把这个窍门说出来，谁当回事？不怪别人，我人微言轻。我想如果我一百八十岁的时候还坐在这里讲，那肯定有些人就来了，又磕头又上香的（笑声、掌声）。但是我又想，你到那个时候才张口的话，很多人没机会了，所以现在有一说一，我只有一没有二（笑声、掌声）。

少昊在位八十四年。黄帝、颛顼、帝喾、尧、舜是司马迁《五帝本纪》里面记载的五帝。颛顼帝，是黄帝的孙子，帝喾是他的曾孙子，一个在位七十八年，一个在位七十年，都是百十来岁的寿数。大名鼎鼎的尧是黄帝第五代孙，在位七十年，那个时候舜摄政，二十八年后崩。猜测一下，起码一百多岁吧？他不能两岁登基做天子呀。舜，年代比较清晰，正好一百岁崩。那你看一下，好像一百岁是最短的，这是上古天子的寿数。

中华文化有自己的历史观

中华文化有自己独一无二的历史观。因为我们的历史、文化、文明、核心精神是独一无二的，不能以西方的历史来写，否则你理解不了中华文化。2008年，林毓生先生在大连亲口告诉我，永圣啊，国内史学界犯了一个笑话似的错误，把夏商周定为奴隶社会，这在国际史学界上是不可理喻的。为什么呢？因为你们还把秦以后到清朝定义为封建社会对不对？什么叫封建？分封建国为封建。恰恰夏商周是封建社会，可是你们说这是奴隶社会。说秦、汉、唐、宋、元、明、清是封建社会，可是皆有家奴存在，怎么解释？还有美国被称为资本主义社会吧？标准的。请问林肯废除的是什么制度？十九世纪中期，他们那个地方还有奴隶制，那是奴隶社会吗？他们没经过封建社会直接就进入了资本主义社会。那你说西方这种史观能解释得了中国历史吗？

我们的文化一开篇从伏羲开始，就是学究天人之际，一个文明的社会，把人生天地之间的道理就已经说清楚了。尽管物质上没有今天发达，没有高速公路、没有高铁、没有互联网、没有飞机，可是关于"人"这件事情很清楚。所以中华文化只能以中华历史来解释。十九世纪末，日本人说我们的祖先都不是人，尧像个板凳，舜像个蜡烛台，禹那就是个爬虫，把我们的祖先全说成了"不是人"。什么意思？诋毁你的文化。现在还有学者跟着附和，居然说中华文化只有三千七百年，还出了一大堆的史书，请问你没见过你八十八辈的祖宗，他不存在吗（笑声、掌声）？安徽徐家有一家有家谱儿，显示他是黄帝的子孙，黄帝第二个儿子昌意的后代，姓徐，到目前为止，一百三十七代。你说这个我没见过，那举孔子家的家谱儿，全世界公认这个家谱儿不是造假的，是真的，传到民国孔德成那一代"德"字辈的，七十七代。他看到过自己以前七十七代的祖先吗？没有。但不存在吗？这很清晰啊，我们的历史必须用自己的史观来解释，尤其是要教给我们的孩子，不要跟着西方人跑。

《论语·尧曰篇第二十》，为什么叫"尧曰"不是"子曰"？我解释过，表示传承啊。孔夫子及其弟子非常谦逊、谦卑，说明孔子所说是从上古传下来的，是"述而不作，信而好古"的，他们没拿自己的老师的理论当独创，所以写上"尧曰"。尧也不是最初的，而是可查的信史里面可靠的一位圣王，历史有记载他所说的话，所以叫"尧曰"。说了些什么呢？他告诉舜，"天之历数在尔躬"，天运，该你做天子，但是我告诉你，如果你没好好做的话，发生了"四海困穷"这种事情，那你的天禄也就终止了。很多人解释《论语》这句话解释不通，我就通过天人合一观来考虑这句话，那就说明做领导人的你要负责，如果在你的治理之下"四海困穷"，就是天下人生活得很困难，你自己的命禄也就结束了。所以后世有一种说法，就是北宋叶适讲的，自古以来未有不善理财而成圣者也，圣王必须善于理财，让天下人民过富足安宁的日子。你说我们文化不伟大吗？

在《尚书》里面有更详细的记载，就是尧告诉舜，"人心唯危"是危险的危；"道心唯微"是微妙的微；"唯精唯一"，你不要"二"，要精专；然后"允执厥中"，一定要老老实实地贯穿其中，贯穿始终。最关键的就是记载大舜又以此告诉禹，尧舜禹这样代代传承。禹的儿子接了天子位，不是大禹传给他的。你看《史记》上记载禹培养了两个继承人，一个死得早，另外一个摄政时间短，而且禹的儿子启是一个英才，诸侯全都佩服他，是自然地把他推为天子。那他之后确实改变了，家天下，嫡长子开始传承天子位，这个制度慢慢固定下来，也就是说我们现在所说的夏朝。

大禹的诸侯国，我们现在有些人说叫部落，我一查不对，司马迁写的就是从黄帝以后到大禹都有其国号，大家看《史记》，黄帝叫有熊，颛顼叫高阳，帝喾叫高辛，有虞陶唐大家都知道了，陶唐指的就是尧，有虞是舜，禹是夏后。就像每一代天子都有他的年号一样，叫"以彰其德"，每个人都有独特的贡献。

中华的历史是这样慢慢传承下来。大禹制作了《洪范》，一开始就叫"范"，模范的范，就是规矩，就是制度，就是治理国家的大纲大法。所以，河图和洛书加在一块儿，是中华文化的两个源头。大禹制的这个《洪范》，传给他的儿子，成为夏代传承。夏朝灭亡传到商代，商朝灭亡第二年，武王请教商代的皇族箕子，箕子把商代治国的大法和盘托出，告诉给了武王，记录在《尚书》当中，就是《洪范》的内容。这是中国古代治理国家的大法，政治经济根本性的原则全在里面。

仁者寿

这是上古的时代，得出一个结论就是为天下考虑，有仁德，就长寿，因为他们是天子位。那缩小范围降低层次，你做一个国家首脑的，就是诸侯国，道理如此；做一个单位一把手的，同样具备这个职责；从大到小，你说我在单位就是个普通职员，可是你在家里还是家长，你是你孩子的家长，道理是一样的。你把自己的孩子引领到什么样的道路上？以身作则，不是教他。以身作则！做榜样，做法令。所以人，如果心里面有仁德，里仁为美，寿数延长；国家，以仁政来施行，国运绵长。只要领导人不干正事，国运再兴盛也会衰败；家里面，家缠万贯，如果干了邪淫之事、衰败之事、乱德之事，也会家道中落，也会衰败。从古到今，反反复复印证着这个规律，我们看今天也是如此，没有例外。你现在开始修，你家道就兴，你身体变好；现在开始作，你就看那些开始作的人，他能作多长时间，皇帝都经不起这一作。

唐玄宗那是在继承李世民贞观之治基础上有开元盛世的，那真是盛世大唐，因为乱伦，怎么样了？将近八年的安史之乱。为什么乱伦呢？因为杨贵妃本来是寿王妃，辈分上相当于儿媳妇。一下子唐代由盛转衰，如果不是郭子仪的忠心耿耿，视死如归，舍命赴沙场，唐代就完了。

那宋朝，宋徽宗当皇帝的时候，继承的是全世界可统计财富的百分之七十，你说我们祖先经济成就富裕到什么程度！可是《元史》写宋徽宗这个人"诸事皆能，独不能为君耳"！在艺术上是个天才，瘦金体是他开创的，画画也是一个顶级的高手，玩花石纲，挖地道去会李师师，九五之尊，行下贱之事。最后，敌兵兵临皇城，仓皇之间，把皇位让给儿子来收拾，这么一个混账昏君！儿子又能怎么办？木已成舟，势已经形成，仓促之间怎么办？所以徽、钦二帝被掠走，导致岳飞写"靖康耻"，臣子能不恨吗？可是当皇帝、当天子、当一把手这样，底下人是没有办法的。这就是为什么尧会警告他的继任者大舜：我告诉你，在你的治理之下，如果四海困穷的话，你自己的天命也就到了。这很严重的，要好好地、兢兢业业地去守着这份家业。这是中华文化的传承，天人合一之道。"四海困穷"跟一个人有什么关系？就是一个人能够仁，天下兴仁，这是《大学》里面说的。大家都会背，但是你能够通过历史、通过现实把他完全印证到吗？印证到了以后，你的家族现在就开始兴盛了。

人体生命盛衰的特征

"法于阴阳，合于术数"，这是《上古天真论》里面那五条的前两条。《天年》是以十为单位，十岁二十岁，一直到一百岁，人体五脏器官，开始盛，开始衰，挨个说出来，论述人体生命盛衰的生死特征。那《上古天真论》是以七和八，论男女的生长过程，我们再温习一下。这个大家应该说都复习过，要是看过《黄帝内经选讲》的话都很熟悉了，我们这些天是不是都念过？

"女子七岁，肾气盛，齿更发长。二七而天癸至"，壬癸水，它为什么是天癸至，而不是天壬至，想过吗？一阴一阳，阴是能看得见的，有形象的，阳是看不见的，"天一生水，地六成之"，生阴水和阳水都会有，但是能看得见的成为精血的那是阴水，所以叫"天癸至"。但同时会有真阳水，没有解释。没有解释，阴阳是一对，我们反复强调，读书要闻弦音而知雅意，触类旁通，举一反三，自己琢磨，书里面没呈现的，另外那一部分才是长出了第三只慧眼（笑声、掌声）。这也好笑？每个人都是二郎神是吧？第三只眼长出来。

"任脉通，太冲脉盛，月事以时下，故有子。"故有子，不要以为就是生子，他没这么用词。我的理解是故能有子，不是说一定要有子，这是区别，是可以有，不是必定要有；还有一点，就是说明她长成了，我们现在生命医学说她可以排卵了，有那个"子"。古代的子不分男女，所以我们说有男子、女子，不分男女的。

"三七肾气平均，故真牙生而长极。"阴阳平和，三七二十一了，这个时候男女成亲，马马虎虎。

"四七筋骨坚，发长极，身体盛壮。"你看，这是《黄帝内经》里面说的，女子到四七二十八的时候才是最佳的一个生育期，就是在血气、五脏、阴阳、营卫最盛状、最好的时候，去孕育孩子，是最佳的，太早了还是不行。

"五七阳明脉衰，面始焦，发始堕。"三十五岁以后就开始衰了，所以我们现在七十年代早期这一批人，国家已放开二胎，有些人说要不要？唉，长叹一声，差了七八年呢。"阳明脉衰"，阳明，学中医的就会知道，六阴六阳，十二经络，阴阳表里。对于女子来讲，她发育是这个脉呈现的生理现状。男子会长出喉结、胡须来，女子胸前发育，器官长成。庄子形容，天地生万物，叫"吹万不同"。有股气，慢慢地像吹气球一样，长大了，长到一米七、一米八，像姚明那样就超长，两米多。"面始焦（或者说憔），发始堕"，三十多岁，女人开始掉头发，头发为肾之华，精华，或者是肾在头上开的花，它开始掉了，说明肾虚了。这一点不要忘记《天年》，每十年的那个规律，出现了两个人生的规律，现在是谈女子为七。

"六七三阳脉衰于上，面皆焦，发始白。"阳有三阳，阳明是指胃经，在前面，正面。四十二岁以后，女同志开始白头发。

"七七任脉虚，太冲脉衰少，天癸竭，地道不通，故形坏而无子也。"所为更年期。

再看男子，"丈夫八岁，肾气实，发长齿更（这很简单）。二八肾气盛，天癸至，精气溢泻（男孩子会出现梦遗的情况），阴阳和，故能有子（这个阴阳和是指自己的阴阳和，也有的人理解成男女阴阳和）。三八肾气平均，筋骨劲强，故真牙生而长极。四八筋骨隆盛，肌肉满壮。"所以三十二岁，男子成亲是挺合适的，女子二十八岁，正是隆盛的时候，将来这个孩子可能长寿、健壮、聪明，什么都是好的。尤其是这个母亲要能仿效文王的妈妈，怀孕的时候静养，非礼勿视，非礼勿听，非礼勿言，非礼勿行，然后天天看《论语》《黄帝内经》《道德经》等，用经典传统文化来滋养身心，将来这个孩子是不世出的栋梁。

"五八肾气衰，发堕齿槁。"我过了四十了，掉头发倒是不明显，最明显的体会是确实觉得牙齿好像不如以前坚固。

"六八阳气衰竭于上，面焦，发鬓斑白。七八肝气衰，筋不能动"，这就是衰老之相，短寿之相出来了，筋长一寸寿增十年，如果人不发脾气，那个筋自然就会柔软，肝主筋，发脾气的人，抻筋也能反向地让自己的火气消一点。"天癸竭，精少，肾脏衰，形体皆极"，就说明五十六岁以后，男子想要小孩就很不容易了，但古代的人心思清静，或者是注意修道的人还可以有孩子。像孔子，就是他父亲七十岁的时候，他母亲十八岁的时候，生的这么一个中华文化上不世出的一位历史巨人，他身高超过一米九一，典型的山东大汉。

"八八则齿发去。肾者主水，受五藏六府之精而藏之"，要注意这句话，肾主水受藏精华，藏下来，纳气受藏。"故五脏盛，乃能泻"，精气溢泻，五脏盛状的时候才能够泻。

有的老师慈悲，说男女之事，做老师的不便于教弟子，做父亲的不便于教儿子，最近在讲《论语》的时候，讲到孔子说"少之时，血气未定，戒之在色"，我就把我得到的传承，所知道的养生之道，和盘给大家说出来。不说的话，人早死不知道什么原因；闹奇怪病不知道什么原因；年轻人猝死不知道什么原因；事业不顺，家庭不和，不知道什么原因。就是因为这件事情没处理好，把自己荣华的基础破坏掉了，然后大家又难以启齿，不好意思说，所以大家都不明白。可是我一看呢，已经有人把这件事情说破，公开出版出来，只要公开出版，那我就照着讲。比如说人体肾精七天生成一次，那么男女交合要小孩儿这种事情，就要按这个规律来做，这是生理。古代都懂，像《礼记·月令》里面那是周代的文化遗产，到冬天，大街上就有官府的人敲着木铎，木铎就是大铃铛，警告大家现在已经到冬季了，男女哈，尤其是成家的，都收敛点，注意点，他用的词叫"容止"。天地爱护人，这个时候男女交合很容易做病。所以当时的圣王就是命令，那是官府行为，就是我们现在所说的政府行为，告诉你，大家在这方面悠着点，收敛一点，尤其是冬天，不要任性所为。或者是直接把书送给你。

看这个规律，假如说二十岁左右结婚了，现在这是很普遍的，男女同房的频次，二加零乘七，也就是两周一次；过了三十岁的，三加一，四乘七，四七二十八天，也就是一个月一次；四十岁的时候，四加二乘七，六七四十二天，一个半月一次；五十岁的时候，五加三，七八五十六天两个月一次；六十岁的时候，六加四乘七，七十天就是两个半月一次；七十岁以后，如果能的话，一年一次，然后夏季和冬季不要做，大伤身体，最好是春季秋季。而且一天当中也有春夏秋冬，子时不要做，那是找死，据说一次消耗相当于百次，虽然夸张了一些，也不无道理。所以把这个规律奉献给大家，有机会告诉自己的孩子，尤其是年轻人，不要让自己的儿孙先天禀赋就很微弱。

现在放开生二胎，可是规律很多人不懂啊，尤其是有一些年纪已经衰了，年纪大了，仍然有条件要二胎，但不知道规律，所以要把道理和规律教给大家。前些年我就有一个写作计划，其中有一本就是《中国经典优生学》，到现在还没轮到写这本书，但考虑国家二胎政策的放出，我想也应该尽快地推出这本书，不会长，就把这些规律性的东西和盘托出给大家。以前，据说做母亲的还有个压箱底儿的，在女儿出嫁的时候简单地说一说，禁忌呀，规律啊。现在好像都没这传统了，胡作非为，而且整个世界的教育全都是"自由"，恨不得能够在短短的二三十年当中就摧尽你的能量，一切以你动摇精气为时髦，元精过早耗尽能不得怪病吗？层出不穷。所以为什么很多年轻人得老年病？我说没别的原因，就是因为不按天时走，就是因为过早地把能量耗没有了，身体就会在最薄弱的那个环节和器官展现出病症。

第四讲

（2016年11月26日—丙申年十月廿七）

我们要先明理，再积德，有德才有得，并且一得全得。本篇讲解《黄帝内经·灵枢·平人绝谷第三十二》，作者阐明高尚是人健康长寿的基础，同时强调一个人十二官不能相失，"主明则下安，以此养生则寿，殁世不殆，以为天下则大昌"，可见管理国家和管理身体是一个道理。

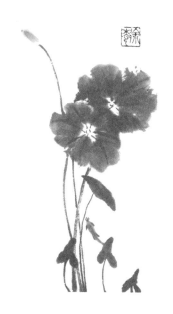

尊敬的各位同胞、各位同人：

大家下午好！

有德才有得

一个人能够有幸接触到文化的真义，改变自己的命运，不但需要祖上有德，还需要自己现实有德。有德到底是得什么？一得全得，你只要积德，一得就全得，一通就百通。所以《易经》里面有些话很多人都能说，都能背，但是会不会落实呢？恐怕不大会落实。比如说有些事情了如指掌，但我问你一下，你自己手掌有多少条纹，你知道吗？你真的了如指掌吗？很细微的道理体验过吗？体会过吗？体证过吗？就是用自己的身体验证过吗？如果没有，那就是人经分离，经典上的真义和我们为人是两个，不是合一的。这就不能把握命运，就不能掌握命运，当挫折来的时候就会无可奈何。

现在我们的学习，每时每刻都是在治未病、治未乱，在座的每一位同胞，我们全体凑到一块儿，不论你现在活多大，是为从此以后的人生做奠基，先明理，再积德，积的是自己的德行、家庭的德行，包括为子孙。我们昨天问过大家，核没核算过，如果此生再不闹毛病值多少钱？我是通过践行《黄帝内经》亲身感受到这一点。所以，尽管我不是学医学的，但是我愿意利用此生一切的机会，把这部经典常识的部分弘扬出来，让我们所有的炎黄子孙由此受益。让大家明白我们的健康其实本不需要求人，让医生成为一个闲置的职业，很轻松，那这个社会是最健康、最美好的社会。如果医院不停地盖大楼，床位一直不够用，说明我们的同胞在病痛当中挣扎，由此还产生医患关系，国家背上沉重的医疗负担。像美国那样的所谓世界发达国家，为了医改也是费尽心思。我们展望自己的未来，求人，最后还是求自己，答案就很清晰。

对自己的身体要有清晰地了解，才能够很好地使用和维护。我们目前所做的努力，不但是阻断我们后半生得病的因素，还为我们子孙造福，包括有想生二胎的，我们上午都说了，有些根本性的禁忌、规律都一定要遵守，有好人才会有好的社会和世界。如果我们后代子孙身体健强、智慧发达、性情温和，你想象一下，那建设和谐的社会不就易如反掌吗？我们的逻辑，不就是因为说要想建设强大的国家，需要有良好的国民，那国民从哪里来？需要有良好的教育，教育起始点是家庭教育，而家庭教育的起始点是母亲怀孕时候的起心动念、坐言起行。体会到这一点才真的能够理解医圣张仲景那八个字，我为什么讲他泄露天机，他把天地运转，尤其是人类社会能够生发运转的秘密给我们揭示出来——"人禀五常，以有五脏"。

我们在目前自己的家庭生活当中，千万就不能亏这个"德"，亏了德就等于短了寿命，必有一脏受伤，这是定不可怀疑的，因为他是医圣。这句话如果出现在《论语》当中，我都会表示怀疑，不那么震动，但因为他是张仲景，他的方子是好用的。他讲这样的话，我们必须要服从、要认识、要验证。他是科学的真理，是我们生理的规律。服气也得服气，不服气也得服气；理解，他是对的，你不理解，他还是对的；如果这句话要错了的话，东汉以来两千年，他不会被披上

"医圣"的名号。就是这一点，让我进入了中国传统文化，从天理、道理、伦理、生理、心理、物理，贯通至今。中华文化的伟大，通过这八个字，完全就可以体会得到。

理、象、数三者结合可以了解事情真相

每一个人身体运转都要符合自然规律，有些规律呢，我们好像是知道，但知道得不那么真切。比如说有些人练过辟谷，就是道家服气，吐故纳新，但是不食五谷。现代医学的常识说人不吃不喝七天就完蛋了，为什么是七天而不是六天？不是八天？有人想过吗？为什么《易经》是六爻之后第七卦就变卦了？就是新的一个阶段开始了？女子以七为周期，男子为什么又变成了八？现在一个星期为什么是七天？很奇妙吧？什么原因呢？就是我们要知"数"，一件事情明白它的道理，还要知道它的变化之数。就很细微了，所谓进入科学的阶段，然后再观察到现象，说明我们人生的经历也足够了。理、象、数三者合起来，可以使我们很真切地了解一件事情的真相。

我们介绍一下《平人绝谷第三十二》。

黄帝曰：愿闻人之不食，七日而死，何也？伯高曰：臣请言其故。胃大一尺五寸，径五寸，长二尺六寸，横屈，受水谷三斗五升，其中之谷，常留二斗，水一斗五升而满，上焦泄气，出其精微，慓悍滑疾，下焦下溉诸肠。小肠大二寸半，径八分分之少半，长三丈二尺，受谷二斗四升，水六升三合合之大半。回肠大四寸，径一寸寸之少半，长二丈一尺，受谷一斗，水七升半。广肠大八寸，径二寸寸之

大半，长二尺八寸，受谷九升三合八分合之一。肠胃之长，凡五丈八尺四寸，受水谷九斗二升一合合之大半，此肠胃所受水谷之数也。平人则不然，胃满则肠虚，肠满则胃虚，更虚更满，故气得上下，五脏安定，血脉和利，精神乃居，故神者，水谷之精气也。故肠胃之中，当留谷二斗，水一斗五升；故平人日再后，后二升半，一日中五升，七日五七三斗五升，而留水谷尽矣；故平人不食饮七日而死者，水谷精气津液皆尽故也。

普通人不吃五谷，七日而亡，什么道理？黄帝问，当然是问老师了，这个老师不是岐伯，变成了伯高。"愿闻人之不食，七日而死，何也？"我们没问出来的话，黄帝他老人家替我们问，古代称为"经"的著作几乎都有这个特点，有学生问老师，老师回答，然后有人记录，传下来，为"经"。《论语》也是这样，有人问，孔子答，变成了儒家的经典。

伯高就说了这样一句话，"臣请言其故"。那就知道，他很客气，黄帝当时确实是天子，底下人跟他讲"臣请言其故"。"胃"，我们自己都有这么一个皮质做的东西，多大呢？一尺五寸。"径"，我们说直径，古代就这样讲，"径五寸，长二尺六寸"。位置呢，叫"横屈"，横着，还是弯曲的。你看那个时候没有X光，X光距离现在发明不过一百多年，他怎么看到的？活体解剖？好像不可能。所以还是建议大家想一下老本的《黄帝内经》，有"内照图"，是打坐自己看见的。这是中华文化里面真切存在的生命现象，不但古代人能做到，现代人也能做到。如果你肯听劝，现在开始练，自己也一定能够看到。

"受水谷三斗五升"，记住这个数，我们这么大的胃，什么位置跟你说了，然后它能够盛这个水和五谷，一共能盛多少呢？总共就三斗五升，这么大就满啦。"其中之谷，常留二斗"，就是肚子里面不能光有水，主食嘛，还得有五谷，"常留二斗"，占了一半多一点。"水一斗五升而满"，这样就满了，水谷加在一块三斗五升，你就感觉大脑接到信号，吃饱了，就这个样子。

高尚的根本含义

"上焦泄气，出其精微，慓悍滑疾，下焦下溉诸肠。"上焦、中焦、下焦这个大家不陌生，三焦嘛，那三尸虫大家听说过没有？看过《道藏》《道经》的会比较熟悉，人人都有，但人人都没看见过——当然也不一定，说不定底下坐着高人，自己看见过。三尸，分别管着上焦、中焦、下焦，而且各有名字，我们古代的道书写得很细致的。有没有知道叫什么名字的？管上焦的那个上尸叫彭琚，王字旁一个居住的居，彭就是姓彭的那个彭；管中焦的叫彭质，质量的质；下焦叫彭矫，都是管人的善恶的。然后他们有神识一样，上焦这个三尸之一，它喜好宝物；中焦这个喜欢吃喝玩乐，主要在于吃喝，就是你特别喜欢吃，就感觉饿了，是它在起作用；下焦这个就喜欢美色，它要在你身体里作起来的话，这个人就邪淫得厉害，自己控制不了。所以"修"为啥说这个是一个高尚的人，纯粹的人，脱离了低级趣味的人？"修"又为啥叫"升华"，要往上去？我就在这本书里（指《雷锋精神与中华传统文化传承》）把这个秘密说破。所以我当时就讲，一旦有人看此书，就一定要送给他一个宝贝！不能麻烦大家往后看了，我说只要他翻开这本书，把第一章第一节第四段看了，"道德高尚的生理含义"，他只要看到这一节，这个书没白翻，"高尚"的秘密就告诉他了。

我们人体前面任脉，后面督脉，在海底后部有一关叫尾闾关，俗话说"尾巴根儿"那个地方，那是一关。阳气从下往上升发，经过后背，有个夹脊关，就是两个肩胛骨中间的那个位置，这已经过了命门了。要注意啊！为什么后面腰那个地方叫"命门"？因为它太重要了！命门哪！详细的内容以后找机会讲。反正阳气往上升到夹脊关，要过这一关不太容易。再往上，后脑有个玉枕关，这是后三关，冲上来进入泥丸宫，在道书上解释得都很详细。以前可能我们都不看，现在这都是一个缺失的教育，不了解自己身体的构造和运作机能，一片空白。为什么我们说作为炎黄子孙如果不能够长命百岁、健健康康的，那真是冤枉！因为老祖宗早已经给我们实验过了，解释得很清晰。然后从前面这下来搭个桥，舌头一立起来，哗啦一下又回来，通过任脉下来，这一圈就这么循环。

我们先天之精，大家知道储存在肾经里面，后天脾胃运化五谷，就是现在说的，它横在这个地方，然后运给底下小肠，小肠把精微的营养物质吸收出来，送给全身五脏六腑去滋养整个身体，大致上这么在运作。膀胱是挨着小肠，小肠和心脏相表里，阴阳一对。心脏的温度就是小肠的温度，手心的温度就是它辐射出来的，脚心的温度是小肠辐射下去的。所以我们叫"手心"和"脚心"，这个词就说明它跟心是相连的。心就是我们那个能量、身体的精华展现出来的热度，没有它，人就完蛋了。如果说喜欢穿露脐装，把肚子露出来，还有露背装，甚至露着整个后背，以之为时髦的衣服，那就是找病呢。为什么呢？让寒气直接进来，那肯定会出现所谓妇科病啊、腰酸背痛啊、痛经啊，然后要孩子不着胎呀，一切寒凉之症就都来了。

　　小肠像个炉子，温度是很高的，这一蒸腾水气，就是膀胱里面的水被蒸腾起来，精华的物质往上营养五脏，浊水往下排，大脑接到指令说该上WC小解了。小肠里面分析出的精微的营养物质供给身体以后，糟粕运到大肠，到一定的克数以后，大脑又得到命令，说该大解了。整个身体就是很自然地在运转着，只要阴阳平衡，你不用管为什么这个气它能上行，这个气它能下行，还可以转圈，都不用管。我们说"气从以顺"，大家刚才念到过这句话吧？怎么顺是道法自然的，它不是你说想怎么样就怎么样的，我们只能去明白和验证它，自然的，就是这样，每个人都是这个规律。

　　那好了，为什么叫高尚呢？就是我们自己运化的那个精气，通过命门这个位置，进入督脉往上升，往上运送。你看《黄帝内经》的内经图，我们身体它是以山河来画的，叫倒转河车，水通常是从高处往下流，可是我们身体这个能量是顺着自己后背的督脉往高、往上去的。没有邪念的人，心思清静的人，这个"高尚"的过程不被阻断，是很正常的，能明白吗？这叫道法自然。就是你没啥邪念，每天很自然地生活，这个高尚的过程一直在往上输送，叫还精补脑，这个词大家也听过。补，补养我们的脑髓，后脑叫髓海，尾椎、腰椎、胸椎、颈椎一直到髓海是贯通的。中间是中通的骨髓嘛。既然是中通的，那它会存在一个什么样的现象？腰椎如果空了，胸椎那个骨髓是不是自然就往下流？胸椎如果空了颈椎是不是自然往下流？颈椎空了，髓海，髓之海，我们后脑膏状的那个东西，怎么形容呢？有人说大脑小脑里边那个粉红色的胶状的物质，或者是粥状的物质，它也是顺次往下递补，往下流。而修道的人是可以送上去的，就是慢慢在底下注满，使脊柱中间中空的这个骨髓的能量还补大脑。

如果你学习看书写作，持续两个小时以上，有没有感觉后脑发热发木，感觉说我记不住了，要休息，说明你能量不足了，智力不够了，这大家都有体会吧？那么就说明，你的智慧是需要荣华的血肉的物质基础，对吧？一旦这个基础没有了，你的智力才华就会受影响。为啥这两天王老师说一定要保护我好好地吃饭、睡觉、休息？如果下午一上来，大家没等困呢，我先打瞌睡了，这就不能讲了，对不对？就是最好保持一个好的状态才能够表达得顺畅。需要精气神，需要一种物质能量在那里面。恰恰这个能量是人体自然产生的，是可见的物质和不可见的能量结合起来，阴阳平衡的结果。所以养精、养气会有"神"。

如果一个人脑子里面有邪念，就麻烦了。为啥呢？他本来获得的那个精华、精气，注意这个"精"不是男子那个精液的精，它还是一种看不见的精微物质，但是这个能量确实存在。就像光，其实光你是看不见的，能看见的是光产生的现象；或者能量我们是看不见的，是看见能量产生的现象，这能明白吧？能量它会有各种各样的显像，变成电、变成力呀，这能量本身它没啥形象，但是，一显现出来，我们看到的是各种形象，道理是一样的。它可以化成骨髓往上送，变成精华、变成气、变成精神。如果想象的东西是阴质的，它就化成了有形的，这下可见了，大家就明白了吧？就是想法越卑鄙，下流的速度越快。

我们上午告诉大家，人体肾精七天一个循环，生成一次。年轻人二十岁左右的，可以七天到十四天排一次，不大影响体质。越往上三十、四十、五十、六十，这个规律已经告诉大家了，都是加一个数然后乘七，要遵守这一点，就是基本上等于不亏，因为身体慢慢地能循环出来，有多余的一点，够你快活快活，或者是繁衍子孙。就是这样，要有节制，都是要有节制的，符合中道。

可是，就是有些人不听，恣意妄为，尤其是土豪那一类的，就是突然一下发迹了，发妻跟他一起奋斗的辛苦一起吃苦的幸福他也忘了，包二奶三奶，以为这人生幸福来了。其实他不知道，那是要他命。因为想象越具有阴性特征，能量就越变成实质的东西，排射下去。把腰排空了，胸椎往下补，胸椎不够了，髓海往下补。邪淫过于严重的，一定是罗锅相，眼神没有精神，那个精被流走了，能明白吗？记忆力极差，丢三落四，脾气还火爆，脸色还不好看。高尚的人是催动着自己的精气神往上走，荣华我们的面容。

为什么要做一个高尚的人？这里面虽然说是伦理的形容词，但是它有生理的物质基础，就是通过这本书（《雷锋精神与中华传统文化传承》），我说雷锋这本书不是不稀看吗？古代的老师不说就怕传非其人吗？肯看雷锋这本书的人，绝不是坏人，尤其在今天。所以要送给他们一个宝贝，有很多人是得了，希望他们过得健康长寿。还有一点，反向做得严重的，会得小脑萎缩，就是邪淫过于重，短时间内精气变成体液下流得过多，就把自己的髓海那点精华往下漏，漏干了，就等于那种润泽脑组织的营养物质没有了。

一切都有"数"

我们看除了胃以外，《内经》里面对小肠的形容，"小肠大二寸半，径八分分之少半，长三丈二尺"，小肠，三丈二尺，密密麻麻，七扭八歪堆在里面，想象一下为什么是这个长度？"受谷二斗四升，水六升三合合之大半（小肠主要就是消化的）。回肠大四寸，径一寸寸之少半，长二丈一尺，受谷一斗，水七升半。广肠大八寸，径二寸寸之大半，长二尺八寸，受谷九升三合八分合之一。肠胃之长，（总共多少呢？）凡五丈八尺四寸（具体多长我们可以不用记它，但是需要注意一个问题，怎么知道的这么精确？丈、尺、寸），受水谷九斗二升一合合之大半，此肠胃所受水谷之数也。平人则不然，胃满则肠虚（胃满了肠里面是空的），肠满则胃虚，更虚更满，故气得上下"。能不能明白这个物理现象？那个密密的管子，它会由于满和不满就像吸物一样，形成一个真空，上边满了它往下来，底下满了上边就空了；当底下这个地方实了以后上边空了，慢慢地它就想要下一顿的食物了；要来以后呢，底下这个地方又排空了。所以就不停地这样，我们吃进来排出去。如果没有升华，人整天就是吃，然后排。用南怀瑾先生的话说，你想想看，这一辈子活的啥意思？这个肉做的机器它不折腾你吗？冷了不行，热了不行，吃的不是好吃的还不高兴。人活着和那种低等的生物就应该有所不同。

所以，"气得上下，五脏安定，血脉和利，精神乃居"，要注意，五脏要不安，血脉要不和的话，精神不能"居"，注意这句话。你说这人咋魂不守舍呢？咋坐不住呢？你想吃饱了的人，因为贪嘴吃得有点吃撑了，你望望这个人，他确实待不住。因为我吃撑过，就得想办法去溜，让它消化，多麻烦。你莫不如就吃七八饱，稍微有点饥饿感，对食物有一分敬畏，还不用想办法去消化，不糟蹋脾胃。

"故神者，水谷之精气也。"对"神"有一个解释，"神"原来是水谷产生的精气，这是一种解释。注意结论，"故肠胃之中，当留谷二斗，水一斗五升。"肠胃之中要有这个数，没有这个数的话，就出现饥饿感。"故平人日再后，后二升半"，这个意思就是说经过一天到底能消耗多少，上午、下午一日中能够消耗五升；七天，五七三十五，就是三斗五升，七天把这点东西消耗完了。就是你存满一次，如果没有进货，要想把库存排空，就需要七天时间。所以你七天不吃进新的水谷，怎么样？为零，没有了。"故平人不食饮七日而死，水谷精气津液皆尽故也。"水谷没有了，精气没有了，津液没有了，那就是死亡征兆。解释得很精确。

那我们可以看一下，你说我胃大，我能挺到八天，好像是每一个人，中医讲叫"同身寸"，比如说你这手指头长多粗，他是用这个东西来衡量你这个穴位之间的距离，假如说有人比我这个粗一倍半，用我这手指头去衡量那不对，就是以自己的来衡量，是准确的，同身寸。通过这个我就认为，一切都有"数"。"七日而死"解释得很清楚，理、象、数都要搞清楚。那么谈道德、谈阴阳、谈天地、谈四方、谈五行、谈八卦之理都在身中，可离非道。所以明白自己，明白天下；明白自己，明白别人；知己知彼，百战不殆。

经营管理的由来

最重要的，我们是从经济管理学院里面出来的，现在流行市场经济，赚钱从哪里来的？从人体来的。经管、经营，都出自《黄帝内经》，"经"不用说了，人体十二经，三百六十五络。"营"呢？我们上午提到这个营气、卫气，很多人就说，你说保持心正、为天下服务的心，就自然地有营卫之气，那你从生理医学上没有给解释清楚。到底什么是营气？什么是卫气？我们身体不管是先天后天，结合在一块，你所有的真气、精气储存在经络里面运行的为"营"，所以叫"经营"。什么叫经营大家知道了吧？就是这两个字。营卫的营在你的经络当中运行，为营气，然后浮越在外的，叫卫气。说这个单位的保卫，天天待在总经理办公室里面，那叫保卫吗？我们的保安保卫是不是都在大门口，门岗那个位置？卫外，在核心位置之外保卫的，你攻破它，你才能够登堂入室到总经理办公室，是这样吧？所以，浮越身体之外的精气，保护我们身体的，你还没等接触人的身体的时候，它已经感受到了。就像我往这儿靠（指桌子上的热水杯），还没等碰触的时候，觉得有温度，这个就是通过卫气能够感受到，因为它浮越在身体之外，不用挨到你的身体就能感触到热源的存在。

那"管"从哪里来？经管，经管，"管"本身是一个管状的，古代的钥匙是管状的，掌握钥匙的叫"掌管"，就有统辖管束之意，这是管理的一个原意。第二个，古代是拿竹筒来定音律，为"管"。管之理就是天地之理，那个乐音都是固定的。所以"管理"是从天地音乐之理来的，有节奏，不是乱来的。这是第二种管理的来源。第三种管理的来源，就是《黄帝内经》里面清晰地告诉我们："官者，管也"。十二官，大家都念诵过，甚至现在都可以背下来，各司其职，各管其事，就是管理。所以十二"经"普"济"全身，对应着一天十二时，一点都不错乱，一一对应。人体的运转和天时的运转，完全一致。子时，足少阳胆经；丑时，足厥阴肝经；寅时，手太阴肺经；卯时，手阳明大肠经；辰时，足太阴脾经；巳时，足阳明胃经；午时，手少阴心经；未时，手太阳小肠经；申时，足少阴肾经；酉时，足太阳膀胱经；戌时，手厥阴心包经；亥时，手少阳三焦经。子丑寅卯，辰巳午未，申酉戌亥，这十二经在我们的身体里按时运作。

那么现在午后一点到三点之间，应该是未时，谁值班呢？小肠经，叫手太阳小肠经。到了酉时是膀胱经。通常说"你知道那子午卯酉吗"？"你能说出个子午卯酉吗"？就代表这一圈，是指事物实质内涵。子是夜半，天地一阳生；午，这一天的午时刚刚过去，天地一阴生。劝大家睡子午觉，就是接受一下天地能量转换给我们带来的补益，所以晚上熬夜不要过十一点，中午不要吃太饱，正午时的时候，躺在床上，没有躺下来的物质条件，坐着也要闭目养一会儿神。因为谁值班？心。心神心神，"心者君主之官，神明出焉"，他不说养心，他说养神，道理就在这个地方，中午闭目养神也可以。

如果有条件，有一张床，或者可以躺的桌子，建议大家可以体会一下"双肾汤煎"的方法，我每天中午都在做，尤其有讲座任务的时候，中午一定要做。就是平躺在床上，把双手这样（示范）贴在后腰，扣在床上，手背贴着自己的腰，仰壳儿躺着。什么都不必想，全身放松，如果能睡着了最好。体会天地"一阴生"的感觉。体会到的人是啥感觉呢？我们说不出来那个感觉，反正我自己要形容的话，就好像是"那个"能量回来了，变得舒适、清凉、得劲，然后疲劳感、疲倦感就消失了，觉得"满血复活"，这一下午又可以活蹦乱跳。这叫"双肾汤煎"。

肾是"作强之官"，如果我不出来讲座，不承担那么多写作任务，补三年，我肯定这就满，面相会比现在要好得多。现在出来有点丢人，让高人一看，"这种形象还出来讲？"真是让人笑话（笑声）。但是大家早知道两天呢，也算我积功德，笑话就笑话吧。

母亲怀胎十月，除了心经和小肠经，每经主养一月。这就是我们提到每个人都要无限地感恩我们伟大的母亲，把我们健健康康、完完全全地孕育出来。一月，足厥阴肝经；二月，足少阳胆经；三月，手厥阴心包经；四月，手少阳三焦；五月，足太阴脾经；六月，足阳明胃经；七月，手太阴肺经；八月，手阳明大肠经；九月，足少阴肾经；十月，足太阳膀胱经；手太阳小肠经和手少阴心经"下主月水，上为乳汁"，君主之官和营养保障。说的什么意思？除了小肠经和心经这两个经，它们一直值班，一直蹦跶，心脏不蹦不完了嘛，小肠一直要分析营养出来供我们全身的消耗，其他各经，一月主养一次，相当于值班。比如说六月，怀胎六个月了，母亲跟父亲吵架啦，就是和这个小孩的父亲吵了一架，不管什么原因，将来这个孩子的胃就虚弱。严重的我们往前看，如果在三月的时候生气了，心包经，这个小孩得先天性心脏病的可能性极大。就是不能生气，不能发脾气，不能怨恨人。这件事情记载在西晋王叔和的著作《脉经》里面。我最初了解到以后，检查检查自己五个指头全的，摸摸耳朵五官都是全的，身体不但长全了，智力好像还马马虎虎，就知道母亲太不容易了，因为这十个月当中，她受四时五行六气七情八方的影响，只要没维护好，对于小孩子就是先天疾病。把这个道理讲给年轻人，讲给准母亲、准父亲，让他们知道，孕育一个胎儿，所谓到底是为天下留有"余德"，为社会造就一个栋梁之才，还是给自己添上无尽的困扰，都掌握在自己的手里，不能轻易妄为，不能恣意妄为。请大家记住：我们的身体和生命是先祖的"余德"，如果祖宗没有德行，我们就"没有了"！

同样的道理，一经不畅国家的危机。就是国家如果说政令不畅通，就是经济危机的开始。我以前一直不理解，怎么还需要督察？后来才发现节流是一个常态，就是不听话，本来天下的事其实很简单，就因为人性的贪婪，自以为是，不明道理，变得复杂。我们中华有自己的经济学，简单地说，就是十二经普济全身的道理，就是主明下安的道理，就是德本财末的道理。

宋代一个伟大的人物说了这样一句话："不为良相即为良医"，当初也给我很大的震动和启示。按照现在，要想行医，本硕连读七年下来，有一些人药方都不会开。可是在古代，小徒弟跟着师父三年，聪明一点的，慧根好一点的，都可以独立行医。在古代为什么可以这样讲？那就说明这个经文通了以后，一通百通，只需要短时间实践的锻炼。而且在古代还有一种说法，就是行医不过三代，不服其药，需要家传，代代相传。或者你有师承，你祖上不是行医的，可是你拜了一个老师，你做了他入室弟子，老师把你当儿子一样，一起吃住，培养你，也可以。所以师徒如父子，是这样来的，他把家传的秘密告诉你。如果没有，你说我现摸索，那别忽悠人，不要把大家都当作人形的小白鼠做实验。

今天这样的事情，可能是不少，所以我宁可相信经方、宁可相信经典，然后尽可能自己调试。我也不参加体检，让自己去体会自己身体运行的状况，你自己健康不健康你都不知道，这不就是慧眼不开，不是明白人吗？哪不舒服，为什么不舒服你都不知道，还装什么装？连自己都不了解，连身体都不关心、不监控、不细致入微地去考察它，怎么能相信你是个明白人？

人体不但有十二经还有十二官，这个下午我们开讲之前，大家都已经念过，简单地熟悉一下：心者，君主之官，神明出焉；肺者，相傅之官，治节出焉；肝者，将军之官，谋略出焉；胆者，中正之官，决断出焉；膻中者，臣使之官，喜乐出焉；脾胃者，仓廪之官，五味出焉；大肠者，传道之官，变化出焉；小肠者，受盛之官，化物出焉；肾者，做强之官，伎巧出焉；三焦者，决渎之官，水道出焉；膀胱者，州都之官，津液藏焉，气化则能出矣。"官官相护"，原意是十二官不得相失，出自《黄帝内经》。想象一下你的身体，说我心脏不工作了，撂挑子了，或者脾不工作了，撂挑子了，这人是个什么样的状态？那你想象自己单位，说某一个部门集体罢工了，人全不干活了，能正常运行吗？国家和身体的道理是不是一个？

官者，管也，这个为管理。所以我们有自己的管理学，简单一句话，说"圣人之治"。而圣人不治已病，治未病；不治已乱，治未乱，我们的管理学是直接教化人，有了好人他自动地把事情处理好，而不是强行地规定制度、规则，去命令大家，强硬地去执行，那已经不是管理了。

为什么我说我是把《黄帝内经》从医学书读成经济学书？最主要的代表的一段就是在这儿，"凡此十二官者，不得相失也。故主明则下安，以此养生则寿，殁世不殆，以为天下则大昌。主不明则十二官危，使道闭塞而不通，形乃大伤，以此养生则殃，以为天下者，其宗大危。戒之戒之！"同时可以经营我们的身体、经营我们的国家，身体的疾病和国家经济的危机，都在这几句话当中阐明了。很简单，经济学极其简单，然后维护自己的健康也一点都不难。

生气通天

接着往下看，《生气通天论》，这个"生气通天"不是说闹脾气了，不高兴了，不是那个事情。

黄帝曰：夫自古通天者，生之本，本于阴阳。天地之间，六合之内，其气九州、九窍、五脏、十二节，皆通乎天气。其生五，其气三，数犯此者，则邪气伤人，此寿命之本也。

"九州"地理概念，可以看《尚书·禹贡》。这突然又从人体变成地理了，对吧？"九窍"大家都知道，双眼、双鼻、双耳一个口，然后底下二阴。五脏很清楚了，十二节上午说过，打开自己的四肢，三大关节，两臂六个，加上腿脚踝、膝盖、髋关节又是六个，十二节，"皆通乎天气"。"其生五，其气三"，这个五呢，生出来偶尔会有六指儿的，通常来讲五个脚指头，五个手指头，然后分左右、分阴阳。

有人说，这哥们儿经常这样（双手合十），这哥们儿是不是信佛的？"合十"来自中国《易经》的文化，天数五，地数五，人数也是五，合起来，表示天、地、人三才合一，然后中间你无论怎么合，这两个手心是合不上的，是有缝的，表示"虚心"以对，我全体身心对您有一个恭敬，是这个文化含义。结果现在呢，全都倒果为因，把中华地道的上古文化表达词汇借走不还了，不读上古历史的人反而认为那些词汇原本是属于佛家的。我说"善哉"被借去翻译佛经不还给我们了；"合十礼"借去也不还给我们了；包括"大通"这种词汇也借去不还给儒家了。道家词汇也有好多被借走。但古文化是相通的，都是为了教人，借就借了，中华文化是最大度的。

"其气三"，天气、地气、人气，还有运气，人气就是运气，但是这一个运气也可以说天运、人运、地运，都符合一个规律。

"数犯此者，则邪气伤人"，如果你自己在生活当中犯了这些规矩，就是通乎天气嘛，人气跟天气相通，没照顾好，邪气伤人。怎么伤的？关节是最容易被邪气所伤，膝盖要是有寒气的话，想拔出来是很痛苦的。所以打坐的时候，你看南先生介绍七支坐法，通常就讲膝盖头一定要包好，寒气进入以后不容易拔出来。如果你找一个中医让他给你拔罐子，据说那是很痛的，一般人忍受不了。

"此寿命之本"，生气通天嘛，我们跟天要是离开的话，人就死掉了。所以天人合一不是说你修到什么程度才合一，现在在座每一个人都合一，没有断开的，断开就是死掉了。那更高级的天人合一，就是你完全体证到天地运行的规律，然后你自己的身体也明白了，跟他完全相守。所以"管理"我给它定义，就是中国传统管理学的定义，是对天道的觉悟和服从为"管理"。每一个人都悟明天道，这个管理得多么顺畅！交易成本趋向于零。就是大家都遵守天道，不用规范他，也不会触犯法律，也不会触犯讲堂的规矩，都按道而行，各司其职，各行其道，相安无事，上下相合，没有悖伦理之事，不是管理吗？不是垂拱而治吗？不是最高级管理吗？

苍天之气，清静则志意治，顺之则阳气固，虽有贼邪，弗能害也，此因时之序。故圣人传精神，服天气，而通神明。失之则内闭九窍，外壅肌肉，卫气解散，此谓自伤，气之削也。

"苍天"就是我们外面这个蓝色的天，它是有气的。你看《功夫熊猫》那个电影，说只有用气功才能够解决战胜那个邪恶的问题。那熊猫就急了！"炁、炁、炁、炁，你说这个'炁'，我哪会呀？"它不会那个气功。这个"炁"本身在道书里面，上面一个"无"底下一个四点水。他说的是什么状态呢？如果说我这个杯子的水很热的话，我打开大家会看到有水汽蒸上来，就是由液体变成了气体。我们现在这个人，也要符合这个状态。你在打坐的时候，为什么叫炼精化气、炼气化神？是把一个有形的物质能量化成了无形的精神蒸腾起来，升华了。什么"三花聚顶""五气朝元"，全都是"高尚"的，往上走，然后才觉得这个人的智慧一下怎么开了？怎么就觉得荣华满脸？望之有一种升华的高尚，那样的良性感觉，或者是印堂发亮，怎么来的？升华起来的。就是底下有一个炉子慢慢蒸腾起来，蒸腾起来看得见吗？其实，是有显像的，那个能量是抓不着，但是确实有。

所以，这个造字很有意思，"烝"，四点水上面一个"无"。我们这个人体也是，假如说我们就是那个四点水，那你能不能蒸腾起一个高尚的无形的东西出来？还是说天天产生的是凝重下沉的？"苍天之气"是阳气，是上升的，是纯净的，是往上的；有形的、阴质的呢，是凝的，是重的，是沉的，是往下的。天地之间有天气、有地气，中间交往有人气，如果一个人道德高尚，他天天体会的是天气多一些，也就是阳气多一些。所以你看着他满脸幸福，走步轻快，就觉得这个肉做的机器带着也容易。我们的心脏就相当于一个马达，它产生的动力，带着这个身体在人世间行走，越是心理正常、宽大、包容别人，就相当于那个马达功能越大，体会的阳气的性质就越多，就叫大马拉小车，身心轻快。可是另外一些人，自我为大，就以为这个肉做的身体是唯一的那个真实的、实在的自己，天天为它忙活，名牌、豪车、手表、好吃的、膏粱厚味、争名夺利……他体会的就是阴性的物质比较多。阴性物质往下去，所以他体会的身子按照东北话说死沉死沉的。就是阳气少，往上飘浮的意志少，往下去，他体会的就是身子重，迈不开步，怎么这么累呀？凝重下沉。所以阴阳就在这上面考虑。你为别人考虑，身子就轻快；为自己考虑，身子就下沉，也叫堕落。这就是那个"炁"字的解释。你看你到底是往上去还是往下去，是升华还是堕落。

我看古代的修为的书，有一个例子，说的是证得罗汉果位的一个师父，他可以肉身飞升，像我们今天要想飞升的话得坐飞机，他是活着，肉体就可以飞，那很不容易。所以当时这个国王就请他来吃斋饭，到我们楼下吃顿素食包子（笑），然后就看着他从空中飞入城内，进入皇宫。那不得了啊，多少人当活佛拜呀，供啊。皇帝一想机会难得，那天就让自己的妃子出来，给他倒一杯水，供养嘛。这下麻烦了，这位大罗汉飞不回去了（笑声）。明白发生什么事情了吗？一念之间看人漂亮！就这一念，就堕落了，起不来了！就是这个肉体沉在这里面飞不了了。修行真的就是一念之间。

时间到了，下一节我们接着来，休息一下。

第五讲

（2016年11月26日—丙申年十月廿七）

　　本篇继续讲解《黄帝内经·生气通天论》，作者特别强调阳气的重要性，阳气足，身体健康；阳气受伤，邪气就会乘虚而入；同时告诉我们补充阳气的方法。

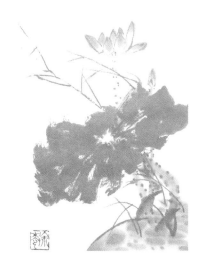

尊敬的各位同胞、各位同人：

五色的奥秘

我们接着学习《黄帝内经·生气通天论》。

阳气者若天与日，失其所，则折寿而不彰。故天运当以日光明。是故阳因而上，卫外者也。

"阳气者若天与日，失其所则折寿而不彰"，我们身体有阳气这件事情就像我们现在这个世界有太阳一样，所以阳气对于我们来讲十分十分重要！如果人阳气不足，身体必定湿气就大，湿气大在中医里面有一个词叫湿邪，它导致很多很难缠的病症。而阳气怎么补充呢？除了我们前两讲提倡的心要正、心要净、心要公，在这之外还有很多辅助的功法。比如说道家里面就有很多修炼命功的功法，补助阳气。补助阳气最简单的一个方式——晒太阳，冬天的时候晒太阳。而且现在这个时候晒太阳还有一个办法，就是披着一块黑布，因为现在物理证明了白色把光反射出去，黑色的吸收，所以它是帮助我们把阳能吸收过来。

那穿衣服的颜色大家考虑没考虑跟自己的身心阴阳状态搭配一下？如果你的肾一不小心亏了、虚了、弱了，应该穿黑色和白色。为啥穿白色呢？金生水，白色属金。所以有一位医生，这应该是清代的，开完药方以后，让人家把这个病人所居住房间墙壁的颜色刷成了黑色。当时看这个病例，我说也太奇怪了，治病还有这么治的吗？人家请医生来开完药方不算完，还要刷墙！刮大白也行啊，这可倒好，不是刮白的颜色，是"刮大黑"！把黑刮上去，什么道理？就是让他恢复肾气。所以天地之间五行、五色、五气、五谷、五音跟我们五脏息息相关，那你说天人不合一吗？然后再想张仲景说的"天布五行，以运万类"，那真是概括到极点的表达！非常的精致！如果不懂这个道理，你随便穿、随便住、东西随便吃，身体能好吗？

我们周朝，也就是文王、武王、周公他们开创的这个朝代，中华文化到现在我们不知不觉还受它影响。比如说喜事的时候穿什么？红色，所以尚红。红是什么呢？在五色当中在南方属火，对吧？那知不知道火能克什么？火能克金，在五行当中这个金对应的什么颜色？商朝崇尚什么颜色？大家看过历史吗？白色。结果商朝被崇尚红色的周朝所代替，火克金呐！你知道夏朝什么颜色吗？青色。就是类似苍松的那个颜色，比如《论语》当中，孔子说就是夏朝社稷坛上，夏朝和商朝一个松一个柏，苍松翠柏，就是那种苍翠的颜色。结果崇尚白色的商朝代替了夏朝，金克木嘛，然后火又克金了吧？历史清晰记载，谁把周朝给灭了？秦。秦尚什么颜色？尚黑。秦始皇那个时候尚黑，这是历史特别清晰有明确记录记载的。他为什么尚黑？因为周朝尚红，他要把周朝灭掉，自己认为有水德，可是他是人为的尚黑，他不具有那种上善若水的德行。他真有水德吗？水德是涵育万物啊，所以不是真文化，你强行自己那样做，能长久吗？不长久，所以他很快完蛋了。

我把历史记载的这个颜色和朝代更迭合在一块儿，再去参张仲景说的"天布五行，以运万类"，有些时候想想有一种寒毛直竖的感觉。所以我一再地在国内几个场合讲，我说张仲景这句话，道破天机，把天地宇宙、人类社会包括我们生成的密码，十六个字说出来："天布五行，以运万类；人禀五常，以有五脏"。我把这个理论用到当下，但是就不敢说啦，大家可以去推，可以去想。

厚德载物

文化的东西你掌握了以后，她是活的。但是无论你怎么算计，就是秦始皇那个教训，无论你想怎么样，没有真实德行，起作用吗？不起作用！真正起作用的是"德"！所以"一德二命三风水"之类的说法都超不过德。德行不厚，你说我跟他竞争，我聪明，我请外援，不好用。只能碰得不能说一头雾水吧，头破血流也差不多，就是你解决不了这个问题。

《易经》为什么流传这么长时间，被称为经典当中的经典？回过头再看"厚德载物"这四个字，好像简单到极处，可是想清楚了吗？"厚德"可以载我们的健康、载我们的官运、载我们的财富，一切的一切。没得着，不顺利，你想象一下自己是不是亏了德？然后老老实实在生活当中去落实。在哪里落实？在五伦当中落实，在五常当中落实。在五伦当中，把她变成真实的德行，人就把自己修圆满了，你想成什么我认为就可以成什么。你说我喜欢道家，道家要以修真成道为目标，没有问题。你说我信佛，是个佛教徒，那太虚大师在民国时候出关以后就写了偈语："人成佛即成"。所以我解释那个"佛"字，首先就是人，不要迷信，他是个"人"，然后右面先写一个"弓"，说明这个人是弓着身子的，表示谦卑（左撇为真，右捺为正，常行正真，故名为人，这是汉字造字法）。左边这一"丿"表示真，后面这一"乀"不是捺，变成"丨"了，表示正，像个梯子一样，把这个"弓"串起来，说明人从小到老，不断地升华向上，这样的人被称为"明白人"，觉者。那个"Buddha"翻译过来不就是觉者嘛，布达拉宫不就是Buddha的Palace，觉者的宫殿嘛。觉悟的人就是个明白人，彻底明白的人，想哪儿去了？所以"人成"就是明白了嘛，也就修成了。儒在周朝是文化工作者，被称为大家需要的人，一个"亻"，一个需求的"需"。我们是不是成为别人需要的人，还是成为别人讨厌的人？不待见的人？"上善若水"如果能柔和到那种程度，人不会闹毛病。学《黄帝内经》，如果说就记着一些经文的词句、脉络的走向、针的用法，我认为那是皮毛。内经内经，检查的就是内心，这一"内心"要搁对地方，就像是阳气在世界当中升起个太阳一样。阳气充满，营气也有，卫气也有，营卫之气贯通全身，这个人就不会得病。

重要的阳气

"故天运当以日光明"，没有太阳给我们送光明，整个世界就处于黑暗、阴冷、毁灭的状态。包括一年一度，现在说是收了，秋天开始收，收到一定极致，冬天开始藏。所以冬天的时候地下的井水反而是温的，因为地下收了阳。到春天的时候，它收到极致，自然地又拉开，往出生发。所以你看到那个小草的芽从世间每个角落慢慢地生出来，那就是阳气能量生出来、长出来，万物生发。我们人体也是，所以人要和天地四时沉浮、生发、生长、收藏，这就是天人合一的状态。那整个保护这个阳气的过程该收的时候就要跟着收，到该生发的时候自然生发，这是运行状态最顺畅的生命规律。你非得逆着行，那真是痛苦不堪的生活状态。整个天体空间广阔，力量强大。

"是故阳因而上，卫外者也"，阳气可以卫外。我们上一讲说了什么是营气，那个精气运行在经络当中的称为营气，这就是"经营"。经络里面那种经气为营气。浮在身外的，外越的，起保护作用的，散发出来的，为卫气。"阳因而上，卫外者也"，它实际上还是我们的阳气辐射出来的。阳气足，抵抗力就足。阳气要"失其所"，那就是"折寿而不彰"。

因于寒，欲如运枢，起居如惊，神气乃浮。因于暑，汗，烦则喘喝，静则多言，体若燔炭，汗出而散。因于湿，首如裹，湿热不攘，大筋緛短，小筋弛长，緛短为拘，弛长为痿。因于气，为肿，四维相代，阳气乃竭。

如果"因于寒，欲如运枢，起居如惊，神气乃浮"。受寒是这么个形容。我们先不解释往下看，"因于暑，汗，烦则喘喝，静则多言，体若燔炭，汗出而散。"自己的阳气如果受了寒气的侵袭，阳气受到杀伐，要注意，我们不用细抠什么叫"欲如运枢"，先看这个"起居如惊"，"起居"大家都很清楚，"惊"，惊心的感觉，"神气乃浮"，浮躁，往上去，沉不下来。怎么"因于寒"？我们就打个比方，有些人夏天容易得急症，现在有个名称叫肠胃感冒，怎么得的？外面很热，三十多度，突然钻进空调的房间，你身体最薄弱的那个器官、组织和经络立即受影响。受热就热胀冷缩，我们人体还是永远符合这个物理的规律，全部毛孔组织打开向外涨，突然受冷收缩，那有些器官弹性没那么好，一下子把寒气包里面，受不了，你气血经络运行最薄弱的那个环节首先出问题，就会表现出所谓的某一个症状，肚子痛、头痛、关节痛、脑袋痛，各种疼痛都有可能出现。

为什么夏天出现肠胃感冒好像比较多呢？能知道什么原因吗？我们讲了这么长时间，我想应该知道了。因为夏天我们什么露得多？皮肤吧？穿半截袖啊、大裤头之类的，皮肤露在外面，突然受寒，那谁主皮毛呢？（听众答：肺。）这回想起来了，肺和谁阴阳表里呢？（听众答：大肠。）这不就太明显了嘛。皮肤一受寒，实际上相当于肺受寒，所以浮在身外的那层阳气不足以抵抗寒气的时候，首先，毛细孔突然收缩，正常的反应。"啪"的一个喷嚏，就要把这寒气往外弹，这能明白吧？很快的速度，弹出去。可是寒气长驱直入，光打喷嚏已经不行了，会流鼻涕了，就说明感冒症状已经出来了。鼻涕是啥呢？是阴性物质都看得见了对不对？它是寒凉之症在体内出现的这个现象，尤其是流清鼻涕，那显然就是寒症所致。最后再长驱直入，支气管，再往下，哎哟，得肺炎了，得打点滴了。这是常见的病症吧？那肠胃怎么感冒？就是肠胃受寒嘛。是因为外表皮肤，你这个肺经在这个胳膊上都露着，突然受寒，肺一受寒传导到大肠，那大肠、小肠、脾胃不是彼此截然分开，所以这一受寒迅速地导入到体内，就出现了肠胃不适的症状。

那你看，如果我们这个阳气非常充足，阳气的细腻程度要比老人和小孩坚固得多，在同样受凉气的情况下，阳气充足的人可能打几个喷嚏，好了；而有些人呢，得了支气管炎；有些人就变成了肺炎；这个区别大家就知道是随着寒气侵入体内的层层深入，出现的不同症状。包括在五脏六腑之间的传导，都跟自己的体质、年龄、当时的状态息息相关，也跟时辰相关。那根本上还是取决于我们这个卫气到底是什么程度。老人跟孩子显然没有年轻人强壮了。所以兵马强壮的时候抵御得稍微好一点，可是还是受寒。"起居如惊"，那个状态，你比如说一进屋，哎呀，太冷了！就像惊到了一样。"神气乃浮"，要注意这个"神气"，已经不止一次出现了，"神气舍心，乃成人。""浮"，跳出来，就好像突然弹出来，这地方不能待。比如说这个椅子特别凉，或者湿了，你往那一坐才发现，人会弹起来。特别热也是。

下面说"因于暑，汗"，这很正常，汗为血之余，你热了之后体内的水气蒸腾，就变成了可见的水流下来，称为汗。然后心里还烦，热了之后人自然就烦。肺是什么器官？大家都背了，肺者，相傅之官，治节出焉。它像丞相一样管分配的，分配不过来了，喘得厉害，就说明调试这个能量已经乱套了。忙乱，忙乱，客人已经支派不开了，感觉到疲于应付，就出现这个"哈、哈、哈"这种，热得不行，嘴张开，唇干，口干舌燥。然后这种人静下来不停地讲，就是多言症。不停地说，好像不说就难受，身体特别烫。他自己也搞不清楚怎么回事，体热，感觉就是热。说"汗出而散"，汗出来以后，是把能量消耗了。整个这个状态人体是剧烈的反应，消耗了很多的精气神。散大了以后，等于是人体把自己的心神放射出去了。

除了寒、热，还有湿，下面还有气。"因于湿，首如裹"，我以前有过类似的感觉，就是说不舒服的状态，这脑子就像是被什么东西裹住了，它就不通。就是感觉到自己这个皮肉腠理之间不爽利，正常情况下，没感觉是最健康最好的感觉，现在呢，它就是像有一个圈裹着你这个头一样。"湿热不攘"，排除不开，驱除不掉。"大筋緛短，小筋弛长"，该长的变短，抽抽儿；该短的懈怠，整个身体不在状态。他解释了一下，"纵短为拘，弛长为痿"，不坚挺。

"因于气，为肿"，这是什么气？"因于气，为肿，四维相代，阳气乃竭。"这个邪气，任何一种气，无论是寒气、热气、湿气只要过分，都变成邪气或者叫淫气（淫呢，淫邪的淫，也表示过度、过分），就肿了，这是身体出现的状态。"四维相代"，在《管子》里面说"四维"是啥？四个柱子，礼义廉耻，国之四维。像我们这个讲堂，肯定要有几个承重的柱子。人体呢，四肢交替水肿。"相代"互相替换。"阳气乃竭"，阳气竭了以后，对于人体是最大的伤害。中医急救救命就是叫作回阳，把阳气拉回来。

阳气者，烦劳则张，精绝，辟积于夏，使人煎厥。目盲不可以视，耳闭不可以听，溃溃乎若坏都，汩汩乎不可止。

整个这段话大家看一下，"烦劳则张"，阳气向外越，然后"张"到什么程度呢？精绝。就是把你根上的那些能量都弄没有了。"辟积于夏，使人煎厥"，"煎"，我们都用锅煎过东西。在夏天，如果出现这种阳气外越到这种程度的话，是非常危险的。现在一个词就叫中暑，不赶紧急救也是容易死人的。脱阳，就是人热也能热死，就是这个意思。而且它可以导致眼睛看不见，就突然眼睛看不见，能量没有了，精绝嘛。哪儿去了？"张"到外面去了，浮到外面去了，就是跳出去了。

阳气充盈病自消

这几段连着看，其实不用细抠经文，你就会感觉，应该待在里面的待不住了，应该潜伏在里面，好好的，安顿的，现在全都跳出体外去了。那么，神不内守，能看得见吗？能听得到吗？所以耳目最先出毛病。大家这个时候如果看西医，你想一下会发生什么问题？就是看眼科，哦，治眼睛；耳朵，耳鼻喉科。想没想到是你身体的能量外越，导致正常的功能不显现？

在我家书房里有一盆吊兰，我就观察它，如果几天忘了浇水，本来很翠绿的叶子就发白，然后就耷拉下来没有力量。这个时候你像救命一样，赶紧把清水注入进去，你就听得土壤吸收水的那个响声，然后就感觉花叶在颤抖！慢慢地大概五六分钟以后，叶子就有一种要浮起来的感觉，它一直在颤。两个小时以后再去观察，已经大体上恢复了青绿色，但是还有点弱。五六个小时以后完全挺起来了。唯一的动作就是浇了点水。我就体会：花，不管是红色的、白色的；叶，不管是深绿的、浅绿的，它只需要一种能量，你把水注入进去，那种苍白很快消失，就变成翠绿的，有生命力的、蓬勃向上的那个颜色。

那我们身体也是这样，当你觉得自己这个地方疼、眼睛不好、耳朵有问题……什么出问题了？阳能！阳气！所以保护它就是保护我们的各种官能。还有阳气适度的充盈，可以消除绝大部分的疾病。只有中医才可以接受这样的观点。

比如说我自己，胳膊这个地方长过一个包，不知不觉地，那是在两年前了，突然有一天就发现怎么不舒服，一看，怎么出了这么个东西？有点像紫色，跟正常皮肤的边缘不是那么清晰，心里就咯噔一下。什么东西？太太看完以后也有点担心，建议我去医院。我当时就想，我读了这么多的经典，我就想试一下，试验嘛。既然你说张仲景是医圣，那么他说的话应该是好用的；《黄帝内经》被称为中医成学的经典、宝藏，那它说的东西应该是好用的；"仁者寿"，我虽然缺德，还觉得不至于死，那就是还有时间让我努力。我就想，既然是天人合一，那是什么原因造成它运转到这个地方出了问题？皮肤上，肺，义，那就是我亏在义。肘关节下面，这对应着什么事情？就顺着这个思路开始想，哪儿不对？我还应该怎么做？找一圈没找着。最后，就是葫芦僧判断葫芦案，我找不着，我还是从根儿上做。从根儿上做是什么意思呢？凡是符合道德仁义礼的，我能做的全做。当福德大到一定程度的时候，可能就把你不知道的那些个过错就抹平啦，也可能起作用。一年没下去，一年半以后的某一天，无意当中，发现没了，心里面就一阵大喜，突然一下子它就变平了，那就知道，一定会好。现在根本就看不出来那个地方曾经长过那样的一个东西，完全没有了！（掌声。）

　　这个时候我才能够理解阳气，什么是阳气，什么是能量。为什么我好好睡觉以后，就觉得我的视力又好一点；为什么我不那么劳累以后，就感觉到气力充足，充满了力量；原来就是：人只是一团能量在支撑！这些器官，只要有能量它自动地起那种作用。不要问为什么。就是眼睛它为什么能看？因为它本来它就能看，可是你能量不足就不行。那就好好地在阴阳上做打算。这个时候回过头去再看火神派的祖师郑钦安在医学三书上所说的那句话，就是"六经辨证，论之末也"。中医把脉，"六经辨证"，我以为那已经是很了不起的医术了，很细微了，可是他说"论之末也"，那是细枝末节；"阴阳辨证，论之极也"，就在阴阳上做打算，至高、至上、至简。恰好我这一辈子到目前为止不是行医的，就是细枝末节，缺乏实践，可是他告诉我一个在阴阳上做打算，这是我的强项了。而且有了这么一个案例，还有第二个案例，在左脑上，长了三个包，也可以化去。所以2014年"中医影响世界论坛"在北京大学高等人文研究院那一次开会，我讲的是《中医学回归化境》这个题目。

到现在，人如果听劝，按照中华经典，你把《黄帝内经》的道理、《论语》的道理、《道德经》的道理、《道藏》里面的道理，大体上了解一点，不用全了解，因为他有贯通的作用，一通会百通的。细节你可以去查，但根儿要了解的话，定住，产生自信，不要被疾病吓倒，坚定不移地去做好事，积功累德，为国家奉献，为其他人服务，为自己的天良负责，许多病都能化去。（掌声。）而且现在，在没得这些病的时候就等于打防疫针，这就是《黄帝内经》里边说"圣人不治已病治未病"的道理。

按照张仲景的忠告来列举一下说明人为什么得肺病？肺又主皮毛，得皮肤上的病，那你不要亏义。现在亏义的人太多了，亏得很，所以肺癌成为最要命的癌症。很多人不知道自己亏义，比如说，当老师的在课堂上，现在的大学也存在一些问题，学生捧着智能手机管你老师讲得怎么样，人家就在那拨弄来拨弄去。我们学校有老教授告诉我，他无意当中看一个教室，老师在上面讲，他说一个小年轻的老师可能也压不住茬儿，底下学生也不太注意，就是看自己的手机，认真听课的比较少。大学里面是这样，他看手机玩的是什么？玩的是自己的青春和命运，把自己的前途玩没有了。亏不亏义？做学生的就亏义了。所以这样的学生以后找工作难，那是天经地义的事情。这样的学生找工作如果很顺利，有好工作，我认为没有天理。因为你糊弄了天，糊弄了国家、父母、大众，不得毛病已经算祖上有德了。五脏中的肺，对应着五常中的义，作为老师你就只管自己讲，不督促学生认真学习，他听不听是他的事，那你做老师的也亏义，肺出毛病就不能怨，就不要说自己点儿背。

养吾浩然之气

这什么道理？这是天理。因为我们这个气，彼此共同在这天地之间。为什么孟子讲"我善养吾浩然之气"，它充塞于天地之间，都逃不掉，只要亏了，身体就会出现毛病，运势一定会出现障碍。而很多人想象不到，他不觉得自己做错了。这就是《道德经》上讲的"自知者明"，知别人为智，知自己为明。你都不知道自己端哪碗饭的，应该怎么做，那就不是明白人。所谓明白人，做老师就要把书看透，道理讲清楚，把学生带好。不是说我管你听不听，反正这就是我吃饭的职业，上来照本宣科，到点走人。他一年不出毛病，十年也会出毛病，十年不出毛病，二十年也会出毛病，一定会出毛病！因为这个一念的心气，就已经失去了卫气，卫气就弱了。不知道大家能不能体会到我说这个话的含义，当一个人正念突然生发起来，那种无形的气魄一下子就扩张起来，就像吹气球一样，气沛天地之间，人就可以无所畏惧。要是心里有正念的话，根本就不害怕。可是如果他讲的学生不乐意听，大家不待见，一下气就衰了，就弱了，就收回来了。咱不要求你气吞山河，你气吞一个班级行不行？作为一个老师，这点气魄都没有怎么做老师？那他必然要亏。亏一脏，其他的脏腑也都受影响，人体有一脏停止工作变成绝症，就完蛋了，吓也吓死了。

脏器是什么东西呢？德行的显现，五行的化现，是我们真实德行的一个肉质的结果。这就是天地最奇妙的事情，无中生有的事情。

《道德经》开篇第一章、第二章，说的就是这个，无中生有，无和有之间可以转换。可是很多人不清楚。我们这个身体也是无中生有，也是可以互相转换的。如果今天这次讲课之后，大家一不小心发现身体有了不适，第一念是什么？不害怕。第二念是什么？相信经典。这个事情呢，要量力而行，就是什么时候需要求助外力，什么时候可以自己解决。如果来势汹汹，挺不住了，就是自己力量不行了，那求助外力，就医，该吃药吃药，该上医院上医院；可是如果你觉得，有点兆头，轻描淡写，它就是一个提示，什么时候起来的竟然不知道，然后感觉现在还不至于要了我的命，那你就试一下，用经典上的道理践行一下。以更加规律的作息时间、更加合理的饮食结构、更加贴切的服务方式服务大众，天天做这样的锻炼，就是开方服药，这就是药，就可以化。然后养足这个阳气，所有的器官就正常了，恢复了。

我有几次属于那种走在边缘上，就是特别累了，然后讲座的任务还必须要完成，一讲三个小时，而且讲的时候通常都不喝水，讲完再喝。有几次下来之后突然就觉得状态不对，为什么不对呢？就觉得耳朵好像被什么塞住了一样，不是通透的感觉。当然还没到这种"匮匮乎若坏都，泪泪乎不可止"，"耳闭不可以听"的程度，还可以听。这个时候我就知道，动了元气了，就是受伤了。所以，二〇一四年，认识刘力红老师那么多年我也没有请他把过脉，趁着中午点完菜等着的时候，我说："刘老师，帮我把把脉吧。"刘老师把完了之后就问我一句话，"你不咳嗽吗？"哎呀，我说，咳了三个月了，才好。他说你大伤肺经，都影响到肾了。这个症状就已经出来了。所以五脏是相连的，耗气太多伤肺，金生水呀，肺如果受伤金不能生水，肾就受影响，所以还是能够看得出。南京的徐老先生有一次听我讲完之后，对我有一个劝告，他说：你讲座的时间不要超过两个小时，要缩短时间，你这种讲法时间不可以太长，因为把能量全送出去了。（掌声。）

很多人听的时候并不太在意，那接受的学习内容就少。所以，大家聚在一块儿的时候，是彼此加持的一个场能，能量聚集在一块儿，能量场就大。我们现在没有这种仪器能测量，说这些人聚在一块儿，万众一心是一个什么能量场；然后万众分心，是个什么能量状态，这世界上没有这种机器来衡量。可是，通过读古代的文化经典，我们能够感知这个场好不好，一个单位是不是和谐，这领导发话是不是令行禁止。大家这个都有感觉吧？一句话说下去，"唰"的一下，立即就给你执行到底，想象一下，像我们中国人民解放军那样的一个状态，特别有纪律性，具有穿透力、战斗力、凝聚力。如果说四分五裂，心气不同，吵吵闹闹，你想那是一个什么样的能量场。尽管能量看不见，但是自己的体会也就验证出来，凡是聚精会神听的会场，讲起来一点都不累，连着讲五天，我也讲过，一点都不累；然后有一些场合，讲两个小时，累得你筋疲力尽，所以台上台下也是一个整体。

古之人不余欺

阳气者，大怒则形气绝，而血菀于上，使人薄厥。有伤于筋，纵，其若不容。汗出偏沮，使人偏枯。汗出见湿，乃生痤痱。高粱之变，足生大丁，受如持虚。劳汗当风，寒薄为皶，郁乃痤。

"阳气者，大怒则形气绝"，你看，第一个"阳气者"，第二个"阳气者"，第三个"阳气者"，这是排比呀，这段经文一串排比下来。"大怒"，不用说了；"形"，身体；"气绝"，气到一定程度，说人能气死，瞬间，自己的肌体就完了。很多人得病就是因为一怒，一股火气上来，把自己伤了。包括我的父亲，一股火，脑出血，半身不遂，我刚刚大学毕业，老人家在床上躺了两年，走了。那一段时间提起来我就泪流满面，叫子欲养而亲不待，人走了。所以为什么看古代的经典要有生活经历才能够相信，才能够觉得有道理；而有一些人不稀看，看了不相信，他缺乏那个经历，也不能怨他；有过类似经历的，就是有共鸣有同感的，就会知道说得太重要了！我要早知道的话可以如何如何。所以不能给自己留后悔的机会，我认为读经典越早越好。

中国的传统就是从小孩教起，不需要懂，经典哪需要去解释呢？读着读着自然就懂，其义自现嘛。我跟大家报告过，我说可能我资质差，百遍其义不能现，那就两百遍三百遍五百遍千遍，还不现吗？真诚的话很快就"现"了。到现在我觉得还没有说读一百遍他不现的，真诚心在起作用。而有些经典，以前读一遍没懂，可能心浮气躁，现在打开就能看懂，即使字不认识，意思大概也知道，也了解。就是你的心跟以前不一样了，很诚恳地去相信，她不会骗你。要编的话，她怎么就编得这么细致、这么细腻、这么有规律呢？那就是自己产生了敬畏之心。如果我要想骗人我也想编，我能不能编得这么好？答案是我做不到。那你看人家要骗你，他怎么能编得这么好？另外你再问一句，他为什么要骗你呢？他是我们自己的祖先啊！

比如说，我姥姥奶奶全都姓王，我尽管姓钟，但王家的血统在我这里是显性的基因。再一追查王姓怎么来的，查到周朝姬晋那里。他是一个太子，发大水，周王为了保护都城就要放水，他说这会淹了百姓，爷俩儿打起来了。毕竟是天子说了算，一怒之下把他贬为平民。

这个故事大家可能都听说过，去过山西太原晋祠的都知道。所以他就搬到那里去住，当地人感念他的恩德，不直接称呼他为姬姓，也不称呼为太子，说人家那是"王家"，他是王子出身啊，叫时间长了，他的儿子就以"王"为姓了。当然王姓的来历还有其他的说法，但这个说法是有史实记载的。这不是自己家的祖先吗？也就是你追查姥姥、奶奶，妈妈这一辈和爸爸那一辈，王姓都是显性的基因，追查到姬昌那一脉，再往前追，追到尧舜禹那个时候。为啥说炎黄子孙？我们彼此之间都是有共同的基因和血统的。为什么我们很多民族但她仍然是一个，叫中华民族？是共享同一文化传统、同一祖先，不是骗我们啊！

现在我也做了父亲了，才体会出当时父母对我们的心情，只要对孩子好那我会全力以赴地去做。他怎么会骗我们呢？好的东西一定要保留下来，不好的东西消灭，不让它毁坏到子孙未来的幸福，都是这样的心理，才代代传承。包括秦末有战乱，焚书坑儒，我们今天能够看到《尚书》是有赖于一个叫伏生的读书人，在战乱当中把《尚书》埋到墙里面逃命去了，等战乱结束以后回来扒墙，墙已经被摧毁了，最后抠出来剩下二十九篇的样子，就是我们今天能够看到的没有争议的《尚书》，是这样保存下来的。都是为我们好。

我们今天谈论的，包括上午跟大家说要注意男女之事，为什么？它关乎我们未来中华民族子孙的质量。有什么身体，什么样的头脑，在这个世界上居于什么样的层次，这就是我们自己的未来。"观乎人文以化成天下"，《易经·贲卦》里面的象词。每当读经典结合自己的生活，我总是升起一种感恩之心，我能有今天，完全有赖于祖宗余德，我能生出来；完全有赖于父母、老师能够原谅我的过错，支持我的成长；没有原谅不可能走到今天，因为人小的时候要犯过错，大了也可能犯过错。最重要的是通过《道德经》《论语》《易经》《黄帝内经》这样的经典，真正知道我们文化当中最宝贵的那个核心精神。所以我才感悟到：我就像是一个肉做的电脑被装入了一个崭新的操作系统，突然之间功能跟以前不一样了，这人就化了，就是被另外的一个操作系统化了，没化完全也知道我以前错了，按照正确的去做，就有希望了。

大怒对身体的影响

回过来看大怒对身体的影响，只要大怒，形气就绝。那还怒吗？怒都不要有，更不要大怒了。"血菀于上"，这个大家都有体会，不用看经文，你发怒的时候脸红脖子粗，血往上去。"使人薄厥"，这样的词就是体会，用身体去体会，薄是逼迫的意思，厥是昏厥。"有伤于筋"，这就知道怒伤肝，肝主筋，肝一受伤，筋就受伤。"纵，其若不容，汗出偏沮，使人偏枯。汗出见湿，乃生痤痱。""痤"，痤疮的痤，皮肤肿胀病；"痱"，长得像痱子一样的疙瘩（痱和疿是通假字）。怎么出来的？还是阳气受了怒气影响。发怒能够得这么多病症，人要柔和、柔软下来。"使人偏枯"，那是不是半身不遂的形容？如果出汗的时候又被湿气侵袭，"乃生痤痱"，一下子这一句话就解释了，这种疙瘩、包、红肿怎么生长的？首先是营卫之气被你自己的怒气消掉了，所以见到湿气，湿邪一下子裹到里面。裹里头容易，你让它出去，请神容易送神难！"高粱之变，足生大丁"，高粱不是喝粥的那个高粱，它指膏粱厚味，指好吃的，营养品。"足生大丁"，这个

"丁"应该是病字旁底下加一个丁，这是挺严重的一种病。所谓营养过剩，毒素排不出去，在体内堆了过多的垃圾。

为什么说"食饮有节"？要注意！我们一开篇读的《上古天真论》里边的五句话——"法于阴阳，和于术数，食饮有节，起居有常，不妄作劳"，是整个《黄帝内经》的纲领，极其简单。但能不能做到？膏粱厚味能不能舍去？或者说有节，少尝一点，补充一点就可以了，吃个七八分饱就差不多了，生活条件再好也不要"恣意妄吃"，否则的话脾胃受伤，脾胃一受伤坐卧不宁，神气外浮。还有一种说法就是，人横死，跟吃得多有关系。

"受如持虚"，"持虚"，我现在这个杯子里有水，这叫"持实"，"持虚"就拿一个空盆子空杯或者空的容器，是说非常容易，得病非常容易。"劳汗当风，寒薄为皶，郁乃痤。""劳汗"，不管是劳动出的汗还是房劳出的汗，这要是当风吹一下，要命啊！"寒薄"，这个"薄"有侵袭的意思，动词。"皶"面部皮肤上出现的一种症状，就是一种叫粉刺的疙瘩。抑郁也生这种叫"痤"的东西，反正就是各种疙瘩、包、脓肿、囊肿，就是不顺溜、不爽利、多余的。

身体整个的经络，在精气支配之下它自然就有防御的功能和能力，你不干扰它，什么邪气都侵扰不了。如果你心里没有邪淫的想法，什么漂亮的女孩子都吸引不了你，反过来女子也一样，多帅的帅哥也没有作用。你不要说是因为他如何如何，然后说人之常情，是男人都会犯的错误。那你是给自己找借口，自己都管不了，顶多算是英雄，绝对不是圣人，圣人是要战胜自己的。圣人嘛，要战胜自己才能成圣。你打败别人，逞义气之勇，那只能做英雄。学经典这件事情就是把我们塑造成一个如如不动的、心性干净的、有定力的人，可以说是圣人。

　　所有的病痛，首先是因为自己做错了，要么贪吃、贪凉、贪寒，不明白道理，不知道谨慎，当风、受寒、受热，然后外感湿邪、寒邪、热邪、贼风，身体就给你表现出什么皱呀、痤呀、疮呀、疔呀，就各种病名嘛。现在才看出来我们汉字的构造非常清晰，这个字就告诉它病症怎么来的，很详细。如果说我现在转向医学，我认为给我十年时间，我五十三岁的时候，会成为一个合格的医生（掌声）。但是国家未必会给我发行医执照，让我去考呢，我也不愿意去考。后来在《黄帝内经》当中找到依据，有病你去医院，我们不负责"治已病"，我们只负责"治未病"（掌声）。已经建了那么多医院了，已经有那么多职业的医生了，由他们去处理吧；大部分还没得病的，我们负责这大部分的，抓主要矛盾的主要方面，毛主席说的"惩前毖后，治病救人"（笑声）。

阳气受伤无健康

　　阳气者，精则养神，柔则养筋。开阖不得，寒气从之，乃生大偻。陷脉为瘘，留连肉腠，俞气化薄，传为善畏，及为惊骇。营气不从，逆于肉理，乃生痈肿。魄汗未尽，形弱而气烁，穴俞以闭，发为风疟。

　　第四个，"阳气者，精则养神，柔则养筋。"你看这个阳气，阳气一受伤，全都受伤，各种病症层出不穷，表现出来，简单一句话就是鼓各种包，出现各种病症。养好了，阳气充足，一切自然就好了。所以说阳气若天与日，有这个太阳，什么都好；没有它，阴邪全出现了。

126

"精则养神"，什么是精？什么是神？神跟心有关，养神就是养心，有了这个精气就把神养起来了。然后如果你能柔和的话，就把自己的筋养好了，筋要好的话就很容易长寿。所以听别人讲话，看别人处事，如果说不急、不燥、不愠、不火，长寿之兆；急三火四的，短寿之兆。慢条斯理，没啥不好的；太慢了，就是不足；所以中道人处事，当急则急，当慢则慢，当缓则缓。他自己没意见，物来则应，过去不留，中道的状态。

"开阖不得，寒气从之，乃生大偻。"什么叫"开阖不得"？中医书里面说阴阳开阖有一种机制，可以打开，可以关闭，就是阴阳转换。"开阖不得"，得不到正常开关，就是这个门假如说现在不能够打开，我们觉得热了，窗也不能打开。那人体也是这样，我想往外散热散不出去，你看感冒捂汗，盖上大被，仍然觉得皮肤不通畅，就像"首如裹"，裹着个东西，不通透，就是病症。是什么原因？"寒气从之"，有这种寒气在身体里面，"生大偻"。这是人体很严重的一种病，直不起腰，佝偻，没精神，蔫儿头耷脑。

"陷脉为瘘，留连肉腠，俞气化薄，传为善畏，及为惊骇。营气不从，逆于肉理，乃生痈肿。魄汗未尽，形弱而气烁，穴俞以闭，发为风疟。"这已经进入了很专业的中医词汇，要注意，我们讲过，我们讲是讲常识，讲自卫自保，不是为了去行医。各种名，你愿意记，感兴趣可以记；不愿意记，我们就是仅仅梳理这个思路。什么思路呢？一连串的排比，把阳气好的方面，作用说出来；不好的方面，生出什么样的病症，也说出来。这个"瘘"长久不愈的病，腿胫肿块，是单立人的还是病字旁的，在身体什么部位，这个字都有揭示。什么叫痤疮、什么叫大疔、什么叫痱子都说得很清楚，可以慢慢地去琢磨、去考察。

我们要明白一条，阳气是我们身体里面最宝贵的物质能量，保护它就保护我们自己的健康，失去它营卫之气不可获得，寒邪、湿邪、风邪或者其他邪，都可以乘虚而入。就像我们打比方一样，你心里有邪念，然后你说红颜是祸水，那不嫁祸于人吗？人家长得漂亮与不漂亮，跟你何干？有半毛钱关系吗？挖门盗洞，提心吊胆，非得要如何如何，以为是艳遇艳福，不过就是身体里面一种想法，荷尔蒙的躁动而已。新鲜期一过，还得面临着什么五伦啊、柴米油盐啊、厮打啊、对立啊，原来所有的美感好感全都化为乌有。由爱生恨，最后还有杀人灭口的，大家知道吧？我们反腐当中连这样的事都有啊。做官员的最后要杀人灭口，也真有灭了口的被杀掉的，何苦来哉！放着好日子不过。能当到厅级以上的干部，还不收敛，还不收手，尤其是十八大之后，那不自取灭亡吗？就是上天要灭他，首先让他疯狂，他真是自己疯狂到一定程度了。我也感谢他，这些人是我的老师，反面教材，我更加坚定了我的信心，我老老实实干到退休，然后领一百年退休金。（笑声、掌声。）何苦动那个心思？而且把自己身体破坏到什么程度也不知道，卑鄙下流的结果，脑子不行，身体毁坏，"形乃大伤"嘛，这《黄帝内经》上的词语。身体一看就是纵欲过度，或者是干亏心事、缺德事、阴暗事过多，这个人的面相是很糟糕的。看上去不会有亲切感，隐隐地就感觉这里面隐含着很多阴暗的东西。它和那种德相展现出来的亲切感、升华感完全不一样。

我经历过好几位老先生，有这样的德相。其中有一位是中华诗词协会的周笃文先生，如果熟悉诗词的可能会了解这位老先生。我们第一次见面是在大连的一个火锅店里，大连的一位老先生接待他，然后找了我们几个年轻人，说陪周先生吃顿饭。我也不知道周先生是何许人也，当时我年纪小就去了，那是几年前的事情。一见面我就知道，这个老人有德相，到底是什么德行让他有这样的相呢？吃饭的时候就慢慢聊，问，后米真的印证了。

他老人家的老师是词学泰斗夏承焘，在"文革"期间，夏老师的另一个学生打这个老师。他上了年纪，再经过这样的摧残，那是人生很苦痛的经历了。周笃文先生和他的夫人冒着自己也被打成右派的危险，照顾了老师十年（掌声）。1986年老师走的时候对他说，你背哪一首词给我听，周先生大概是和夫人一起就背给他听，老师也随着来念，就在念颂过程当中，把人送走了。那我就知道，这一点太不容易了，在"文革"期间伺候一个右派老师，那自己也可能被划为右派，身家性命是不是可保也不一定。这是大德啊，这样的面相那自然要呈现出来。你说他怎么有德相，那我没法形容，反正一看就知道这个人是有德的。所以一了解生活的境遇，那真是有大德。首先敬畏老师和孝敬父母是一样的，而且在那样艰难的环境之下，说严重一点，等于是冒着生命危险去做这件事情。确实是有德行。所以老人家八十岁了，声音洪亮、思路清晰、思维敏捷，当场赋诗作词，不在话下。我很佩服他，我也很喜欢他。这样的人会很少得病，他只不过就是到最后身体自然衰老了，某一器官到最后虚弱而已。那我还是祝愿他老人家活到百岁！（掌声。）

现在这段经文要谈什么是"陷脉"，下陷的陷，滑脉、浮脉，那我就有点越界了，所以我们就不谈。大家就知道，如果阳气不张，受寒邪、湿邪、各种邪气，脉相上就能显示出来。然后就"留连肉腠"，这个我们能知道，那个邪气在腠理之间流连。什么叫流连？就是无业游民，穿过来走过去，逡巡，不老实。因为营卫之气受到了侵袭，由于阳气不张，那种自动把它排射出去的功能减弱，不足以把它很快地消化掉，所以才生疮啊、疙瘩啊、疔啊之类的东西。如果打喷嚏，一下子把寒气排完了，这人不会得感冒；打喷嚏排不完，它还往里去，那就变成上呼吸道感染、支气管炎、肺炎，层层进来，这我们说过了，道理是一致的。

寒邪过于重，就是外侵的敌人过于庞大，那我们自己防卫的力量就弱了，把敌人赶出去的时间就需要更长，代价也就更大。就像八年抗战损失了三千五百万人，抗击侵略者，那很残酷。病症也是这样，病来如山倒，病去如抽丝，也不容易。但如果有些病症你掌握对了，那病去可以如山倒，"唰"的一下也可以弄没有。看什么毛病，病症很复杂。我们目前医院能看的病，根据我们了解中国古代经典，大致上判断能看三分之一，有三分之二种类的病是现代这种分科解剖学为基础的、实验科学为基础的医学解决不了的。比如说情志病，脾气引起的毛病，一时把症状给消除了，可是生产车间还留在那里呀，他那个脾气秉性没变，念念之间还生产着。这叫什么？复发。那根儿上在哪儿呢？在心上，在情志上。你人不变的话，还按照以前的那种念念之间去生活，他还制造这样的毒素，还在生产。

"俞气化薄，传为善畏，及为惊骇。"得病以后，人有些时候精神上就有点儿崩溃了，就有点儿害怕了，哎哟，我是不是得了什么要死的病啊？"善畏"，害怕、畏惧、惊骇。"营气不从"，我们说了，营气就是在经络里面运行的精气和真气，它不听从你的指挥了，不麻烦吗？当校长的说，这个老师不听我的了，给他安排课程不教了，会出现什么情况？所谓乱套嘛。"逆于肉理"，正常的叫气从以顺，该上行的上行，该下行的下行；它在"肉理"里面倒着行走，就这个意思啊，在马路上开倒车，跟人逆向相行。"乃生痈肿"，不顺，化不去，所以"痈肿"怎么处理？养阳气，让经络恢复它的营卫之气，可不可以消？我自己这就是个证明。凡是出现疙瘩的就跟这个有关系，就出现了痈肿。不管叫它什么名，反正有那么个疙瘩、包长出来。如果说营卫之气恢复了，正常了，就会把它化去。

我一直有一个梦想，就是至少三个月之内我可以不写东西也不讲座，让我恢复一下，但一直是个奢望。现在，每年的冬至、夏至之后讲座都停止一个半月，就是养阴和养阳，大家也养，我自己也养。这一个半月挺好的，所以到目前为止还能应付。

"魄汗未尽，形弱而气烁"，"魄"，那个七魄在肺里隐藏着，"汗未尽"，你想，肺主皮毛，汗通过毛孔出来，还没等我们通常说消消汗吧，就是还没等凉下来，身体这个时候是什么状态？"形弱"，这个"形"一定要把它转换成身体的身来理解，就很清晰了。"形弱而气烁"，还是没恢复到最佳的状态。"俞穴以闭"，竟然关闭了，跟外界天地的能量没有沟通，会引发"风疟"。中医得病风寒暑湿燥火，六气不调，各种因素都会有。

保持清净心

故风者，百病之始也，清静则肉腠闭拒，虽有大风苛毒，弗之能害，此因时之序也。

突然一下转向风了，邪风、贼风、中风，百病之始。清净的人（老子有一个《清净经》大家听说过吧？）"则肉腠闭拒"。有风，我把门关起来，把窗户关起来；你长得漂亮，我把眼睛闭上。但是小和尚说："老师啊，老虎已经跑到我心里来了。"这是最麻烦的事情，就是你一下子被人攻到大本营，老窝都端了，这件事情是很麻烦的。所以万病最难医治的是心病，他就是喜欢那你怎么办？表面上答应得好好的，心里那个活动五彩缤纷，消耗精气特别快，没办法。唯一的办法，肯听话听教，然后用经典化自己。

有些人说你怎么不上网？太落后了，太保守了，过传统的生活。我说我没有你们那么有定力（笑声、掌声）。我只能每天依靠经典，让自己没有胡思乱想的机会。然后写作任务应该有，但最好别太累，这是自己的期望。就没有时间妄想，没有时间产生邪念，有了，哎呀，算了，还有下一篇要写呢，就阻断了。时间长了回顾自己这一生，大部分是在经典里面度过的，那勉勉强强能算个好人。你让我像那些高人一样，"百花丛中过，片叶不沾身"，我做不到啊！如果粘的是花，还好看一点，万一全是棘勒狗子怎么办？（笑声。）大家明白什么是棘勒狗子吗？不知道啊？就是苍耳，带刺的那种东西。我是农村小孩嘛，知道那个东西可以粘一裤子一衣服，你只要是经过它那个草丛，就是满裤子全是那个东西。没有弯弯肚子不吞镰刀头，你做不了的事情，没把握的事情别招惹，这也是治未病，治未乱。惹完事你说我弄不了了，那敬畏之心都没有，防卫之心都没有，起码要预防吧，有预案啊，掂量掂量，你说自己没那本事，那你就把精力收回来，回到圣贤书，干一点正事，还心安理得。帮助自己，还能帮助别人，越干越快乐，这是安全的。这也是营卫之气嘛，就把它建立起来了，然后是少得病嘛。

我小的时候经常让父母操心，因为体弱多病。这是不孝啊，缺德啊，所以我考学不顺。现在慢慢"撞明白"了，满头包之后就明白为啥这么不顺呢！我大学毕业的时候还没明白。问我的民俗老师，我说我怎么就觉得命途多舛，他说你呀名字取大了（笑声），叫"圣"，能不锻炼你吗？而且前面还有个"永"（听众大笑）。所以那段时间就看书，《姓名学》，想给自己改名。再有一天，忽然来了能量！自己说：男子汉大丈夫连个名顶不起来，也是很丢人的事情，正气一升起来了，豪气也升起来了。结果这些年，尤其是最近这四五年，很多全国各地的同人就问，你的名是不是后改的？我说我想改，没改掉（笑声）。因为当时不明白道理，多挫折，现在明白了，就不改了。而且父亲给取的，我说从小学毕业证一直到博士毕业证全都是这一个名字，没改动过，真名，本名。

大家也都知道所谓的"名者，命也"，就认命吧（掌声）。你们鼓掌，但有些人就气不忿（笑声）！在大连，我的师兄就告诉我，就是大连有人不知道我和这师兄关系好，大概是背后贬我骂我，意思是就他那个熊样，还起这么一个名字，叫什么"永圣"（笑声）。就是你想做点好事吧，你做不好呢，人嘲笑你；你做好了以后，就挑你毛病，名字都能招惹他，害他啥事？我叫了四十多年了，这有什么关系？所以有一次讲《论语》，我就跟大家说，你不是不服气吗？那我也不服气！你说你是干吗的？你是处长，我是永圣啊！（笑声、掌声。）你说你是百万富翁，我说我是永圣啊！（笑声、掌声。）你有很好的女人缘，我是永圣啊！（笑声、掌声。）我管你是什么，对不对？（笑声。）要后改的说不算数，我从小就叫这个名字，那害着你啥了，对不对？就把它担起来嘛！而且我充分地体会到，只要我按照经典去做，按照正道，光明磊落地去做的，就有帮助。这种感受特别强，而且心里很坦然，没有畏惧。

读经典越读越发现确实像袁焕仙先生告诉南怀瑾先生的那句话，就是自古到今每一代圣贤最后都印证到一句话，叫"古圣先贤不余欺也"！历代老师都不欺骗我们。经文所述全是真经。《论语》读不通，你说我能明白《道德经》，我说那一定是骗人；《道德经》读懂了，回过头看《大学》说看不懂，我说那《道德经》你理解是错的；一定是一通百通，一经通百经通。不会是我就懂得这一部经，其他的不懂，那真是叫青蛙跳井——不懂，不通啊。一以贯之的道理。因为唐代慧能大师已经给我们做了一个榜样，理解经典甚至都不需要识字，比的就是心地干净不干净，这种智慧是可以脱离文字的。那我们现在识字的这些人能不能够越过文字的障碍？现在文字对很多读书人产生了一个极大的障碍，越不过去，死在文字上了，着文字相。打不通，彼此之间互有隔阂，古代的跟今天打不通，中国的和外国的打不通，学得很痛苦。

反对刻苦学习　提倡快乐学习

所以，我就提出一个观点，我坚决反对刻苦学习，要"学而时习之，不亦说乎"，你让孩子们刻着苦去学习能坚持多长时间呢？坚持到高三，把所有的课本撕碎，笔扔出去，发誓老子今生再也不学习了！这是什么教育？可是如果我们教给他让他乐此不疲，可以夜以继日，焚膏继晷，这人就上路了。我有成功的经验哪。

去年河南二七区的王检察长领着孩子到大连来，她是在网上看到了我讲《道德经》的视频，特别喜欢，然后找大连团市委，找我的学校，要到了我的电话。打通电话那天呢，我能听到这位检察长在电话里面的欣喜，那我就知道这有同道啊，这就是孔夫子在《易传》当中说到的，"君子居其室，出其言善，则千里之外应之，况其迩者乎？"你说得对，千里之外都有相应的，何况你身边的人？"居其室，出其言不善，则千里之外违之。"你看不见的人都反对你，何况你身边的人。夫子是圣人，我越体会越觉得他是圣人。你想，如果一个人仅仅看碟片就要不远千里飞到大连，那她肯定有非常强烈的共鸣感。开始电话里我说你把航班号告诉我，到时候我去机场接你，结果，再给我打电话，人已经到了，最关键的是带着她读大学的孩子，开学就上大四。一个女孩子，沉默寡言，不太爱讲话，但是很听话，她妈妈让她沏茶她就沏茶，让她干什么她就干什么。我说我给你们当司机，来一趟不容易，在大连转一圈，我也很少出去遛弯，正好借光我也看一看大连。从滨海路回来，在国际金融中心，我说请你们喝茶，要了一壶红茶我们在那儿喝。她妈妈就希望孩子能多跟我交流一下，然后我就问她什么专业啊，就是类似这样的问题。华南理工大学的，搞设计，我说这专业很好，我就请教她，这一请教，我发现她眼神里面突然一动，就闪出亮光，和平常她听父母聊天时候那个神情就完全不同，出现了她擅长的东西，光彩就出来了，我就知道那是她生命当中最喜欢、最热爱的东西。然后问起来学业的问题，他们因为一堂体育课那个老师发飙，二十多个学生好像只有三名及格，其他人都给判了不及格，就因为这个她保送不了研究生。我说天下哪有这种道理，你们不上教务处反映吗？她说反映可能也没有用，推免都要结束了。

我说以我的经历，我干过将近六年的研究生招生工作，我告诉我身边的那些硕士生，我说哪怕你将来擦皮鞋也要把博士学位拿到，你们的年龄比我小，我这个时候都需要博士学位，你们那个时候更需要。读到它可能一点用没有，但是你此生不再受学位的限制，任何岗位和工作不会说你不读博士后不要你，没有，就是说要博士，而且你花费的无非就是多三年的时间。趁着青春赶紧拼搏，我说青春不是用来挥霍的、不是用来潇洒的、不是用来看手机的、不是用来"打棒儿"（在大连流行的一种扑克游戏）的，是用来拼搏的。如果你有一个目标，这一生想成为什么样的人，反推回来，你说我八十岁的时候要成为世界上第一流的设计师，比贝聿铭还要有名，也没什么不可以呀，谁限制你了？大概我当时说的就是这样的一个意思。而且我说读一次大学考不考研究生是分水岭，就是你是否准备过一次研究生考试，是大学生的一个分水岭，是不一样的。这个孩子听得很认真。然后回到家里，检察长有一次给我打电话说：孩子有一天突然站到客厅里，对着她爸爸和我宣布，要考研究生！距离考研究生只有三个月的时间了，然后她就开始发力。她走的时候让我给她写一句话，我用毛笔给她写了一个"万福在于自控"，你将来所有的福运福德都源自你今天控制自己，好吃的能不能少吃一口，好玩的能不能少出去玩一次，把所有有效的、年轻的、青春的时间和活力用在学习上。我说，拼搏这一次，幸福你一生！就这个道理，"万福源于自控"，据说她挂在寝室里。

过了一段时间，有一天检察长给我打电话，说钟老师啊怎么办呢，孩子学疯了，会不会出问题？我说，一点都不用担心，因为她是自发动，不是你强迫她，她爸爸强迫她，更不是姓钟的强迫她学习。我只是建议，说道理，考与不考、怎么考、怎么复习是她自己的事情。现在哪怕每天只睡三个小时，是她自己愿意，以她刚过二十岁的这个年纪，这样拼搏一年都不会出问题，因为体力是允许的。而且我告诉她了，不要熬过十一点，哪怕两点起来，就睡三个小时都行，要睡这个子午觉。

然后，就挺长时间没动静了。

华南理工大学是很优秀的学校，在广东除了中山大学就是华南理工大学，他们有自主招生权。好像是在三月份，有一天晚上都十点半了，我撂下电脑准备休息的时候，孩子的电话来了，我就知道来报喜的，考过了（掌声），这其实就改变了一生。后来我才从她妈妈哪里知道很多的同事朋友都劝她，女孩子读大学不错了，赶紧回来嫁人找个工作，读什么研究生啊。我立即表示反对，就像小马过河一样，这条河深不深，不同的人有不同的答案，小松鼠会认为那会淹死，老牛会认为那太浅了，对小马来讲，它过去刚刚合适。人也是如此，同样一件事情，你站在什么样的层次和眼界上去看，答案是不一样的。我说她有这样的爱好，她不惧怕吃苦，让她学呀，她将来会吃一碗世界上最尊贵的饭，最受人尊敬设计师嘛，让她去努力啊。然后我说还担心找对象，人长得那样漂亮，专业那样杰出，你们俩的家庭结构又那样好，求都求不来，有什么可担心她成家毕业的问题呢？我说我敢打保票，读完研究生她还可以上博士。华南理工大学这个专业好像是有院士在，就是直接可以送到国内的顶级，还可以去国外，境界已经不同了。拼搏出来，只是三个月，就不一样了。这个孩子还有一个同学也跟她一起考研究生，就很奇怪，说你怎么敢报本校？因为她认为他们本校不太好考，她那个朋友可能是报考了山东的一所学校，而她就报考本校，就成功了。

一百天之内人突然发动考研，除了孩子本身的祖德、资质、聪明，跟她的决断，跟她那个"小宇宙的爆发"是直接相关的，阳能一旦产生起来，所产生的这种资源调动能力是不可限量的，尤其是年轻人。包括我们现在都是，假如有个人身上长了一个东西，你告诉他一点问题都没有，是良性的，如果这个人不是那种猜疑很重的人，可能过了一年半载这个东西确实就化没有了；如果是个心事很重的人，你又告诉他得了个绝症，用不了一个月两个月，这人就死掉了，吓也吓死了。所以大连疾病控制中心的那主任就跟我讲过，她说到我这里来的我看十个有七个不是病死的，而是吓死的。人首先吓堆了。

心正是最深刻的国防

防卫之气从哪里产生的？从你的心，正念，根本上是它产生的。如果我们自己心正的话，那就是最大的国防。国家也是，单位也是，身体也是，包括家庭也是。叫"虽有大风苛毒，弗之能害"，加害不了我们。"此因时之序也"，这就能让我们想起《易经》里面"大人"那句话，"与天地合其德，与四时合其序"。人在天地之间，如果跟自己生存的环境很好地相合，不会闹毛病，有贼风邪气也害不了你。看过金庸的小说《倚天屠龙记》的，那个张无忌的老师教他"九阳真经"，当然是编小说，但是有一句话是真的，什么呢？叫"他自狠来他自恶，我自一口真气足"，不知道大家看没看这个小说，能不能记住。管他外面的风邪、寒邪、湿邪有多么严重，你自己真气足的话，不会害这样的毛病，我们现在当下这句话依然好用。

故病久则传化，上下不并，良医弗为。故阳畜积病死，而阳气当隔，隔者当泻，不亟正治，粗乃败之。故阳气者，一日而主外。平旦人气生，日中而阳气隆，日西而阳气已虚，气门乃闭。是故暮而收拒，无扰筋骨，无见雾露，反此三时，形乃困薄。

"故病久则传化，上下不并，良医弗为。"就形成所谓的顽症了，"病久"；"传化"也可以说转化，慢慢地由一脏侵蚀到另外一脏，一经转化为另外一经；上下不相合，不能合一，一切都呈现出乱套分离的状态，即使找到名医、良医也没有办法。

"故阳畜积病死，而阳气当隔，隔者当泻，不亟正治，粗乃败之。"这句话挺让人费解的，怎么阳蓄积起来还能病死呢？然后"阳气当隔，隔者当泻，不亟正治，粗乃败之"。我们稍往前一下，这一句话主要谈的五个阳气，若天与日，而且是我们身体里面最重要的一股能量，它受伤就会有各种病症表现出来，可是它蓄积起来不能够运行是个什么状态，这能明白了吧？即使它是很好的，正常情况下是对的，"畜积"不能够发挥作用。"营气不从，逆于肉理"，堵在里面，长期蓄积在那里面，得不到疏通，因为阳气它也是能量，结果被阻滞到一个地方，方向相反，那你这个车再好，走到逆道上去，发生刮碰，谁的责任？"阳气当隔，隔者当泻，不亟正治，粗乃败之"。

"故阳气者，一日而主外。平旦人气生，日中而阳气隆，日西而阳气已虚，气门乃闭。"这又恢复到我们正常的一个阳气运行的状态，在一天当中，主外。我们说男主外，女主内，说男属阳，这个说法是不是从这儿来的我不知道，反正是阳气主外。"平旦"，就是早上；"旦"，地平线上一个太阳；这个时候太阳刚刚升起，"人气生"，这也解释了阴阳转换的机制。我们大家知不知道自己为什么醒来？阳气生发，眼睛"啪"就打开了。知不知道自己为什么睡着了？阳气入阴，心火相交，"啪"，人就入睡了。你能观察到自己入睡和如何从睡梦当中醒来，也就差不多了。"日中而阳气隆"，这很好理解了，如日中天嘛。"日西而阳气已虚"，我们现在这个状态，太阳落下去了。"气门乃闭"，这个时候不要吃寒凉的，不要吃生冷的，不要吃甜品。

"是故暮而收拒，无扰筋骨，无见雾露，反此三时，形乃困薄。"晚上了，太阳落下去了，该收了。不要这个时候出去又伸胳膊又弄腿的，跑到健身房，穿着夏天的那种背心啊、裤头啊，在跑步机上跑得满身大汗，这就是扰筋骨了。这个时间，外面有潮气，不是爽朗的天气，那你就别出去嘚瑟了。"反此三时，形乃困薄"，"形"，就是身体；"困薄"，就是又瘦又弱，不是那种健康的状态。这是一种警告啊！

第六讲

（2016年11月26日—丙申年十月廿七）

我们的身体并不永远归我们使用，也并不永远好用，所以要关照好自己的身体，感恩自己的身体。中医的考虑方法就是从阴阳上做打算，阴阳调和是根本。本篇结束《生气通天论》的讲解，开讲著名的《本神第八》——天之在我者，德也。

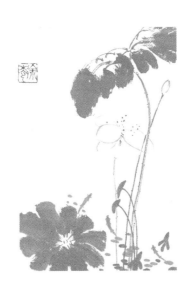

尊敬的各位同胞、各位同人：

身体上的五行

我们晚上接着学习《生气通天论》。吃过饭以后，坐在这里看一下，吃的东西是怎么样化成能量的。可能以前没有人体会，吃完不饿了，不饿了就有精神，就去干活干事。有没有人想到，如果我这牙口不好，这饭怎么咽下去？嗓子要疼的话，怎么咽下去？食道不顺溜的话，怎么咽下去？尤其是脾胃消化不好，吃点东西不舒服，怎么办？就是不得身体提出抗议的信号之前，很多人对自己的身体只用而没有关照，你要知道它并不永远归你用，也并不永远很好用。现在我们开始学习感恩自己的身体，除了感恩父母、祖先给我们现在这样的一个健全、健康的身体，现在也要学习如何去保护它。我自己就想着自己对眼睛的使用，过度开发，涸泽而渔似的使用。眼睛，眼睛，把你的精气神通过眼神全放射出来，消耗的是肝血，而且一看人的眼睛就知道"天布五行，以运万类"。眼睛那个瞳仁儿是一汪水，黑色，尤其是我们中国人，特别明显，天一生水叫瞳仁儿，如果说有的人到了一个什么时刻呢，医生一扒眼睛，说瞳仁儿散了，什么走了？"精"伴随着"神"都没有了，就说这人救不了了。

眼仁儿属水、色黑，谁来把水围住呢？也就是说谁克制住这一汪水呢？就是土啊，土能克制水，所以我们黑眼仁儿之外有一层土褐色的围墙。有没有人观察自己的眼睛，黑白眼仁儿中间是分层次的，黑色之外有一层褐色的围墙，让我们眼睛里面那一汪水不散，土克水。所以"克"并不是说不好，要没有这种克制的话，流得哪里都是，就麻烦了。那谁来克制土呢？木克土，是吧？所以在那层褐色的围墙之外有一层青白色的，最明显的时候，如果有同胞得黄疸型肝炎，大家一看他的眼睛那一圈儿变黄了，你就知道这个人肝得病了，黄疸型的，特别明显。那谁又克制这个木呢？金克木，是吧？那金的颜色，五色当中是什么颜色？白色，所以这个青色外面我们全都是白眼仁儿。而且白色跟肺什么关系呢？肺属金，色白，主皮毛。皮毛包裹着我们全身，所以整个白眼仁儿范围特别大。那谁又克金呢？火。火是什么颜色？红色。所以白眼仁儿周围你扒开眼睛都是红颜色。一望这个眼睛，还是"天布五行，以运万类"；一望这个眼睛，我们五脏六腑工作的状态就已经泄露出来了。人一打开眼睛，你的内心是什么样子，大体上就流露差不多了。如果眼神里面透着金光，而且柔和，有亮又不刺，说明这个人性格好，有智慧，对人也好。有一些人叫作目露凶光，就知道里面有杀气，人不是好人，有杀机在里头。如果在某一个部位出现斑点，就预示着你某一脏器里面出了问题，随着颜色的加深表示着问题的严重性，一望即知。它很难吗？一点都不难。我们只要稍稍细心一点、细微一点，就可以了知。

这是看眼睛，那看五官呢，这个地方叫眉心、印堂，左脸为肝，右脸为肺，下边这个地方居北方属肾，上面南方代表你的心明理，额头这个地方代表着智慧。现在很多女孩子女学生，偏寒凉，就是面部痤疮，有的人说青春痘，长的红斑点围绕在嘴周围，有些时候连带着下巴长一圈儿，很严重。寒凉，伤肾，还伴随着痛经，那将来要做母亲的话，怀孕着床也困难。一看人的脸庞，看个大概也差不多。我们现在不是讲相，讲的是五行，它如何运万类。而且人是全息的。这种关联谁讲破的呢？《黄帝内经》。哪一脏跟我们五官怎么相连，这都是常识了，大家也都清楚，但会不会用，就需要我们慢慢琢磨。

陈阴阳

岐伯曰：阴者，藏精而起亟也；阳者，卫外而为固也。阴不胜其阳，则脉流薄疾，并乃狂。阳不胜其阴，则五脏气争，九窍不通。是以圣人陈阴阳，筋脉和同，骨髓坚固，气血皆从。如是则内外调和，邪不能害，耳目聪明，气立如故。

岐伯老师就讲，这个"阴者，藏精而起亟也；阳者，卫外而为固也"。藏在里面，你说藏起来就没有泄露一点消息吗？我们刚才给大家看，看眼睛的状态就知道，藏精也有消息漏出来。"阳者，卫外而为固"，阳气散发出来为卫气，为身体提供能量的保护。阴阳相合，血脉运行通畅，我们是一个健康的肌体。

"阴不胜其阳"，注意，"阴不胜其阳"就是阴阳不调了。阳过度了，阴变弱了，"则"后面给我们指出后果，叫"脉流薄疾，并乃狂"。那"阳不胜其阴"呢？这阳显得弱了，阴显得胜了，"则五脏气争，九窍不通"。我们就知道，要想我们鼻子通，耳朵能听见，眼睛能看到，上一讲我们都说了，眼睛不能看，耳朵不能听，是因为你阳气外越，对不对？张到外面去了，神气不在里面守着了。它不通什么原因？"阳不胜其阴"。有些人得鼻炎，不通气，多数是因为寒，受寒，长时间受寒。实际上是肺经上有问题了，表症成为鼻子不通气。

通过这一点我们就知道，是因为你体内阳气不足，打不通。

大家不要想得太复杂，你就想象身体就是一个气球，里面有很多的管道，然后现在气不足了，气一不足，它就塌下来。有一些企业搞庆典，有拱门还有人形的那种气球底下有一个鼓风机，吹得那个小人就是这么张扬着，一旦风一来，气稍微弱一点，它就趴下来或胳膊耷下来，因为不通嘛，只要一打折就说明不通，再鼓起来，气一足，就通了。我们把阳理解成打气的那个气，阴就理解成这个有形的身体，当气不胜其阴，五脏为什么气争？你可以是理解成争气，就是争夺这个气息，它也想要，它也想要，因为都要维持自己正常的运转，阳气不够用了。所谓当预算紧缺的时候，各个部门都想划拉一点；资源很多，如果多到所有人你随便拿，大家都不在意，知道这一点吧？这个阳气在身体里也是这个道理，如果阳气充足，而且是恰当的那种充足，身体恰到好处，各个器官不用争气，都够用，九窍也全部畅通，没有阴邪可以阻塞，在经络里面隐藏的病气、浊气、寒气、邪气也会被经络正常的运行带走，因为有营气在里面。假如说它打穿了卫气的防卫进入到里面，那经络里还有营气，这个营气可以把体内的垃圾排出去，这能知道吧？不管是皮肤的、经络的、腠理的、肌肉的垃圾，都可以通过经络运出去，就化了，你说这个东西怎么就没有了？化掉了。

如果不理解的话，你想象一下，人吐痰，痰是怎么上来的？是经络运行把这种人体内部的垃圾运送上来。当你觉得，我这痰怎么老是咳不出来？就说明你经络运行的什么气不足啦？阳气。阳气充足的时候会很爽利地把这种垃圾直接吐出去。就是说清洁工人清洁力量很充足，一扫就出去了。老年人为什么最后还用吸痰机？那很痛苦的，插到这个喉咙里面往外吸，老人到了一定程度衰弱，或者病人病到一定程度衰弱，是因为阳气不足了，他自己的经络不足以把那些黏糊糊的东西干脆利落地弄出来，就变得黏滞不堪。就是阳不胜阴，九窍不通，那很麻烦的。还有大小便不利。

明白这一点，我们很多人在下方开药的时候就抓到了根本，就是火神派郑钦安祖师说的，在阴阳上做打算是论之极也。你要明白什么症状，视物不清？听不清楚？鼻子不通？嘴巴不舒服？还有下面二窍不利索？想象着自己是不是湿邪大了，也就是说阳气不足了。那养阳怎么养？我们背那三篇，圣人是怎么养阳的大家也都知道，怎么养阴的也都知道，很简单，随着太阳走啊！

然后别吃过饱，吃过饱就是突然有一个部门任务过重，要消化嘛，它就得伤及其他的部门，调动能量，各个部门人手都不够用啊，这就是"五脏气争"，因为阳气不够用，能量不够用，赶紧借调人手，弄得大家都很忙乱。工作干得不精致，还疲于奔命，别人打电话打不通，因为大家都忙，没工夫搭理这件事情。"九窍不通"，人和世间的事同一道理。明白了这个，上边这一段不用解释了吧？"阴不胜其阳"然后出现"脉流薄疾，并乃狂"，反过来一琢磨，触类旁通。

"是以圣人陈阴阳"，也有说这个字是"阵"，耳刀加上一个车，不是东，是另外一种说法，我们就把它当作还是"陈"。"筋脉和同，骨髓坚固，气血皆从。"这就是指修炼得不错的，明理了，圣人的状态。阴阳很清楚，不乱套，开合的机关很爽利。"脉"，我们说血脉，跟心相关；"筋"呢，肝主筋，和肝相关；"和同"，这就代表着五脏相合。他举出两种，在根上呢，"骨髓坚固"。"骨髓坚固"就说明肾气充足，坚固，身体健强。"气血"，"气"是属阳的，"血"属阴的，"气血皆从"，听指挥的意思。哪儿需要就充盈到哪个地方，不会有神经末梢说血液供不上，不会有财政拨款、财政补贴被截留，说补到哪儿就补到哪儿。现代医学有一个词汇叫"靶向给药"，我认为是吹牛，太自恃现代科学的手段了，还做不到那么精细。人体细腻到可以给每一个细胞足够的营养，只有人体自己可以做到，或者在科幻片里可以做到，你想象的你可以做到。

中医的考虑方法就是阴阳，阳气一足，什么都解决，缺的可以化生出来，多的可以清除出去。当你一念天良起来的时候，就等于触发了经络扫动的这个按钮，它就开始工作，否则的话都堆在那里面，大家都不干活。天人合一是什么时候、在何处合一？问大家一下，有知道的吗？天、人在何处合一？在"德"处合一。"德"，还是不出《黄帝内经》的论述，"天之在我者德也"。在人身上找天，那就是德；这个人有德的时候，就是与天合一；与天合一，天理运行那个机制自然地起作用。经络绝不是人设计出来的，因为不可能设计出来。人体是道的显化，是道的显示器，所以当你能够与天道相合，经络的机制、功能、阳能自动发动，你体内的一切寒邪全部被清理出来。无论是吐痰还是吐各种杂物，就都喷射出来，或者排泄出去。经络的作用。这就是人体所谓营卫之气，我们有一个系统，有一个国防系统，对于身体不叫国防，叫免疫系统。现代词汇，古代不那么叫，就是营卫系统，内部有经营，外部有防卫，这不是国家吗？但是我们说的是人体。因为营气是在经络之中巡行的，卫气是阳气打到外面的，经络的外面，那你说经络在哪儿？这就不用回答了吧。

"如是则内外调和，邪不能害，耳目聪明，气立如故。"你看内外调和，有邪也害不了你，没关系。清代有一个名医叫彭子益，有一本书叫《圆运动的古中医学》，他说，如果一个人五脏和谐就等于是一片空明，脉象调和就是摸不出任何异形。如果不是调和的，一摸木气，就是肝有问题；土气，脾有问题，这都能显现出来。说调和的，那就是很和谐，没有蹦出来，"耳目聪明"，不光耳目聪明啊，身体各个器官的功能九窍皆通，很爽利。

反面的伤害

风客淫气，精乃亡，邪伤肝也。因而饱食，筋脉横解，肠澼为痔。因而大饮，则气逆。因而强力，肾气乃伤，高骨乃坏。

可是，反面的，叫"风客淫气，精乃亡，邪伤肝也。因而饱食，筋脉横解"，我们说横死的那个横也是这个字，为什么不能吃太饱？"肠澼为痔"，就是痔疮的痔，这句话就等于解释了痔疮是哪里来的。"因而大饮"，过量饮酒，"则气逆"。"气逆"你不知道为什么，喝多了呕吐这个大家都知道吧？呕吐就是本来我们正常吃东西，嘴里咽下去它应该往下行，现在上来了，气逆，喷出来。"因而强力，肾气乃伤，高骨乃坏。"吃得太饱，喝得太多，自己毁坏自己。可是有些人实在是不讲道理，你说我吃饱了这个他还能允许，你说我喝得差不多了，那哪行！他非得让你喝！酒桌上这种不讲道理，大家了解得或者说体会得太深刻了，都是做错了！它伤的是什么？五脏六腑，阳气阴形，全都受伤，没一个好处！

外感风邪，"风客"，"客"，就不是做主的，是外来的，淫气、淫邪通常搭在一块，汉字的这个淫，又有过分的意思，汉字的三点水表示这件事情跟水有关，我们先不说那个一撇三个点，单说底下这个字，好像很熟悉，天干地支里面的，北方壬癸水是吧？它属阳，"壬"代表着阳水，它变成了可见的三点水这个东西出来，是多余的。正常情况下，不需要这样。这个字本身就说明，你自己肾经里面的那个真阳水，本身它并不可见，但是由于人的观念加给它变成了可见的、阴性的被排射出来的水，为"淫"。有"客邪"坐在那里面，什么东西没有了？"精"。这个精还不是男人那个精，是没化成有形之前的那个元精，就是你根本的那个能量。因为有外感风寒、风邪，客居进来，它占据主位。还有淫气、邪气，而且是过多的，就把"主人"的位置给抢占了，导致精亡，多严重！

这个一没有，那水生木啊，没有生木，肝就受伤；肝一受伤，心就受伤，因为木生火；火一受伤，脾胃就受伤，因为火生土；脾胃受伤，肺就受伤，因为土生金；金一受伤，我们学过，为什么皮肤枯燥呢？是因为土不生金，整个这个循环过来，没有生的，一伤伤一串儿。

"因而饱食"，饱食伤了什么？土，脾气嘛，承担的任务过重了，就造成了"筋脉横解"。吃饱的人就会觉得左右两肋这两侧堵得慌，膨闷胀饱，硬邦邦的不消化，筋和肝相联系，脉和心相联系，当你吃得过饱的时候，心脏也不舒服，肝区也不舒服。为了舒缓过多的消化的原料，其他脏器的血液呀、阳气呀，也就是能量、精气都要被调动过来，已经不能够按照原来的顺序来运行，横着就被借调过来。

对于肠的伤害呢，就是过度之后，肠的负担也受到了损害。我们上一讲跟大家说了，你别管它是叫什么痤疮啊、大疗啊、瘘啊，还是这里面叫痔啊，管它什么东西，都是病字旁里面加一个字，都是阳气受损、受伤、受堵、受隔产生的那种客邪、风邪、湿气引起的病症，然后我们祖先每一种病症都有一个字去对应，对不对？我说我们不行医，不管它那么多，只管只要阳气不正常、受伤，就会出现病态。那肠子因为过饱，超过它消化的程度、能力，做不了了。做不了了你想我们有些时候会不会有：反正也干不了了，今天我就不干了行不行。有没有这样的？有吧，干不动那我不干了吧。不干了就堆在那里，化不了了，清扫不动了。比如说突然天降大雪，扫雪的工人扫着扫着扫不动了，然后我们就看见雪堆在那里。或者说一场急雨下来，城市的防涝系统不能很快地把水排出去，就看到水积到那儿了。身体的道理不一样吗？你过多的东西吃进去，消化不了，排不出去，长出一个疙瘩来，就这么简单。所以吃多对谁有好处？就满足了自己的那个贪念。然后舌头骗了你，好吃，短暂的一点点愉悦感，随后整个身体，从食道往下就开始承接你这过度的任务负担，就产生了各种疙瘩、横解、不舒服、排不动、排不出去，遭罪。

"因而大饮"，因为喝酒过多，造成呕吐，气逆，往上喷。"因而强力"，大家知道这啥意思不？"强力"，就是本来气已经虚了，男女之事不能干了，还要干。喝大了需要调动精气去消耗，所以年轻人酒量好的，年纪到一定程度酒量就不好了，消化酒精也需要我们的元精。一切一切的能量都来自我们先天那一点点的元精，化现出来各种消化的职能，和我们后天补充一点营养的成分。结果你一下子给太多，它还来不及消化变成营养，首先变成负担，那为了让你活下去，它必须调动先天的元气去消耗，这也是一种强力。本来已经房劳过度了，然后还要买什么药品壮阳，满足自己的邪淫，不是找死吗？"肾气乃伤"，肾气一伤，围绕这个人的时空没有好事。"高骨乃坏"指腰椎骨骼出问题，它不坏就怪了。

阴阳之要

凡阴阳之要，阳密乃固，两者不和，若春无秋，若冬无夏。因而和之，是谓圣度。故阳强不能密，阴气乃绝。阴平阳秘，精神乃治；阴阳离决，精气乃绝。因于露风，乃生寒热。是以春伤于风，邪气留连，乃为洞泄。夏伤于暑，秋为痎疟。秋伤于湿，上逆而咳，发为痿厥。冬伤于寒，春必温病。四时之气，更伤五脏。

"凡阴阳之要，阳密乃固，两者不和"，这就打比方了，怕我们不明白，"若春无秋，若冬无夏"，这很可怕，只有一面没有另外一面了，"因而和之，是谓圣度"，这很清晰啊，"和之""圣度"，圣人选择的法度。"故阳强不能密"，"阳强"不要紧，要密。"强而不能密，阴气乃绝"，阴气一绝，阳气能存吗？存不了。"阴平阳秘，精神乃治，阴阳离决，精气乃绝。因于露风，乃生寒热"，要讲究阴阳平衡。

"是以春伤于风，邪气留连，乃为洞泄"，春天的时候伤于风，很麻烦，肝啊，春天的时候就怕伤风，肝属木，大自然里面如果一阵邪风摧残这个树木，能刮倒了，连根拔起，肝也怕这种事情。"邪气留连"，排不出去，"乃为洞泄"，出窟窿，洞泄。"夏伤于暑"，夏天伤于这个暑气，风寒暑湿燥火，"秋为痎疟"。"秋伤于湿"，湿邪、湿气，"上逆而咳"不停地咳，"发为痿厥"。"冬伤于寒，春必温病。四时之气，更伤五脏。"轮换，各个季节之间转换的时候，如果伤了风，就会伤及五脏，所以要顺寒暑，顺四时。

谨和五味

阴之所生，本在五味，阴之五宫，伤在五味。是故味过于酸，肝气以津，脾气乃绝。味过于咸，大骨气劳，短肌，心气抑。味过于甘，心气喘满，色黑，肾气不衡。味过于苦，脾气不濡，胃气乃厚。味过于辛，筋脉沮弛，精神乃央。是故谨和五味，骨正筋柔，气血以流，腠理以密，如是则骨气以精。谨道如法，长有天命。

我们说"阴"，通常是看得见的，它之所生呢，就是我们这个身体，说补充点营养，一看这个人营养充足。这个本在哪里呢？也是在五味，五味就是酸、甜、苦、辛、咸，对应着五脏、五行、五方、五色。"阴之五宫，伤在五味。"有一味超出法度，就会伤及五脏，过酸、过咸、过甜、过辛、过苦都不可以。"味过于酸"，这就挨个举例子了，伤的是什么？"肝气以津，脾气乃绝"，过于酸，伤脾气。比如说喝醋这件事很容易伤脾。"味过于咸"，就吃得太咸了，"大骨气劳"，骨是由肾来主的，过于咸的东西"大骨气劳"，"气"怎么叫"劳"呢？劳动，就是它要消化、要排解。

我们再说一遍：人体任何功能都是由元精阳气生发，而且这个元精是一种打坐状态下才能看到的能量，它可以化生你身体所需要的几乎一切阴性的物质形态、物质能量，支撑着每个器官的功能。只要有不对的，说这个东西过了，那个地方缺了，它就得变，给你变出来你身体所需要的东西。一旦它不足了，不足以变了，人就出现毛病，严重的就死掉，就这样简单。

"短肌"，那肌肉也是受伤的状态，弹性下降。"心气抑"，咸本来是对着北方和水，它过于咸，连对面属火的这个器官就是心也受到了抑制。五行相生相克的道理。"味过于甘"，就是吃甜食过多，叫"心气喘满，色黑，肾气不衡"。大家感受到了吗？前面说"味过于咸"，"心气抑"。"味过于甘"，伤脾，不但"心气喘满，色黑"，肾气还不衡。过甘，也就是说对于脾土相对应的这一味过重了，土大了伤什么呢？土克的是水，那对肾气显然就不利。那么谁生的土呢？火，它为什么"心气喘满"呢？就是它本来生你的，就是帮助你的，可是你那头要求太过分了，比如说，你想用一百万，而它供应只能有五十万，承担不过来，"喘满"的意思就是心气已经应付不了了，过度。全都是五行相生相克，大家体会到了吗？看上去好像是找不着规律，背后都是五行跟五脏之间的生克关系在起作用。有一味过度，它对应的那一脏，即伤及它所生的，也伤及生它的。它所生的为子，生它的为母，两个全都受伤。

"味过于苦"，苦和心是相对的，就是火气好像是过于大了，火生土，对吧？为母的过分，那"脾气不濡"，相濡以沫的"濡"，就是脾气受伤了。"濡"是三点水，相当于火大了把它烤干了一样，从汉字本身这一看，很容易理解。然后"胃气乃厚"，脾胃是一对儿，它那头就像被烤焦了，不能正常地消化。胃气这面"厚"是啥意思？薄厚过于薄不对了，过于厚过度了，就是不能够很好地消化。所以苦味过重，吃苦瓜论盘子吃，这肯定伤脾胃。

"味过于辛"，辛对应着肺，属金，色白，金克木，所以首要的一个后果，"筋脉沮弛"，筋受伤。吃的过于辛辣，其实肝已经受不了了，筋也不那么柔和了。然后本来是火克金吧？现在金过于大了，那对脉来讲，就是一个小火克不了这个金，融不了，反而被金压死了。

"精神乃央"，就是完蛋了的意思。

"是故谨和五味"，所以说大家吃的时候，一定要"食饮有节"，这又回到《上古天真论》那根本性的"食饮有节"。"谨和五味"，要谨慎地、严谨地"和五味"。它的结果就是"骨正筋柔，气血以流，腠理以密，如是则骨气以精。谨道如法，长有天命"。这个吃、喝跟五行五脏之间的关系就如此重要，做到这一点才能"长有天命"。所以为什么劝大家吃要少吃，尤其是美味当前，少吃两口；美色当前，少看两眼，少活动点心思；保护自己的元精，这样才能"长有天命"。

天之在我者德也

《灵枢·本神第八》，这一篇是很著名的一篇，我引用的比较多。我们讲了《天年》，讲了《生气通天论》，加上《上古天真论》《四气调神大论》《灵兰秘典论》，这几"论"下来，应该说对人体的规律、五脏运行、阴阳调和了解得差不多了，但还有一些基本的概念稍微深入一点。

黄帝问于岐伯曰：凡刺之法，先必本于神。血、脉、营、气、精神，此五脏之所藏也。至其淫泆离脏则精失、魂魄飞扬、志意恍乱、智虑去身者，何因而然乎？天之罪与？人之过乎？何谓德、气、生、精、神、魂、魄、心、意、志、思、智、虑？请问其故。

岐伯答曰：天之在我者德也，地之在我者气也，德流气薄而生者也。

黄帝又问老师岐伯："凡刺之法（这是用针了），先必本于神。血、脉、营、气、精神，此五脏之所藏也。至其淫泆离脏则精失、魂魄飞扬、志意恍乱、智虑去身者，何因而然乎？"本来呢，血、脉、营、气、精、神在五脏里面藏着好好的，可是，为什么它会有离开自己的脏腑呢？导致精神失去、魂魄飞扬、志意恍乱、智虑去身、神气不摄心、元精外溢、元阳外泄、卫气被攻破、邪气入内，怎么搞的？天加罪吗？人有过吗？什么叫德、气、生、精、神、魂、魄、心、意、志、思、智、虑？请问其故？他老人家问得太细了，每一个都要明确的解释。

为什么突然换大字了？我认为非常重要！"岐伯答曰：**天之在我者德也，地之在我者气也，德流气薄而生者也**。"我们怎么生出来的？因为有德，因为有地气，它们互相地交通、交流，"薄"是动词，"德流气薄而生者也"。天地之间所有有灵气的东西，都不出这三句话，就是这样生出来的。有牛德生牛身，有狗德生狗身，有人德生人身，所有万物都有所谓的情感。我们跟动物也能有交流啊，尤其是养狗养猫的，特别是狗，养时间长了，说狗通人性；在农村里面老农用的那个犁杖，拉车的不光是牛，养时间长了，马包括驴它都通人性，只不过牛好像更通人性，狗更通人性。它们怎么生的？天地之间生万物，道生一，一生二，二生三，三生万物，都从道体本身来的，无形无相，可是它能变现万有。

那个最核心的，不知道大家找到没有？我经常是劝同胞们，我说你想象一下活体和尸体的区别，顺着这个思路能不能发现那个精神的"我"。然后慢慢地就会有一种什么样的思路呢？很明确的感觉，啊，原来我这个身体是我暂时所有的一个壳、舍、房屋、王舍城，谁居住在里面？我。有形象吗？可以有。叫精神也好，意志也好，反正是有那么个东西，精也好，气也好，很多名字。一下子像打蛋黄一样，把我们跟自己的肉体合在一块儿了。没有这样想过的人，听这样的讲法好像很不理解，因为很难能够想清楚，就是把"我所有的"和"本我"区分开。身体是我所有的，"我所有的"啥意思呢？这个衣服是我所有的，它旧了、坏了以后，我可以买一身新的；这个书如果花了钱的话，它是我所有的，看完了、看破了、看烂了还可以换一本新的；那你说我这个身体我怎么换？这个思路能明白吗？慢慢地从这个思路可以进入读中国古代经典不再困难的这样一个状态。

精神魂魄心意志思虑智

故生之来谓之精，两精相抟谓之神，随神往来者谓之魂，并精而出入者谓之魄，所以任物者谓之心，心有所忆谓之意，意之所存谓之志，因志而存变谓之思，因思而远慕谓之虑，因虑而处物谓之智。

"故生之来谓之精"，要注意，好像是我们与生俱来有这么个东西，啥东西不知道，就像老子说的，"吾不知其名，强字之曰道"，怎么形容，形容不出来，你非得让我起个名，我给它起个名叫道吧。随人体来生的这个东西呢，也不是个什么东西，勉强谓之为"精"。然后"两精相抟谓之神"，这个"抟"就是《庄子》里面那个"抟扶摇直上九万里"的那个"抟"，就是女娲"抟土造人"的那个"抟"，它表示两种物质相融相合，对立统一。只有两个东西合在一块儿，你中有我，我中有你，绑在一块儿，才能够形成一个"神"。所以我们的"神"不是单一的，就像我们可见这个白光，用三棱镜一打到墙上，是七彩的，可以分得开。

"随神往来者谓之魂"，我们已经告诉大家，魂在哪里？肝。有几位？叫什么名？有三位。三魂分别叫"胎光""爽灵"和"幽精"。三魂中，胎光为清和之气，爽灵和幽精滋生贪欲和机心，消耗人的精气。它随着神往来。要不介绍清楚的话，像《黄帝内经》这种经文，你完全就被读二乎了，"精"和"神"区分不开，"魂"和"神"什么区分怎么来的就都搞不清楚，是吧？现在才发现，我们人体内部有这么多内容。

"并精而出入者谓之魄"，它更多，哥们儿弟兄七个分别叫作"尸狗""伏矢""雀阴""臭肺""吞贼""非毒"和"除秽"，名字很古怪，形象很古怪，你要不注意的话，看见他们的时候还真吓一跳。尤其看到那个"吞贼"的形象，挺老大个脑袋突然伸出一个大舌头，那什么形象？所以人体里面隐藏的这种相，到现在为什么是这样，没有人能够解释清楚。道书里面给你画得很形象，有名字，有图案，都是他们证得的。它一定是经过了一代又一代人的验证，这个书才能保留下来，否则的话——我们说过这个原则——我们的祖先要认为这个东西会扰乱子孙的幸福，那肯定一把火烧掉。之所以在《道藏》里面能传下来，在医家里面，还能够按照一个传承传下去，就说明不止一个人论证验证到。

下面这个就好理解了，"所以任物者谓之心"，做主的，君主之官，给你分派活的，派任务的，谁做主的，心。"心有所忆"，你心里面有所回忆，起意念，意是心上的什么？音呐，那上面不是个音嘛。所以你想自己在考虑事情的时候，是不是就像脑子里面自己的声音在说话一样。"意之所存"，你考虑这件事情，被你强行地拷贝下来，储存在记忆当中"谓之志"。本来呢，人的意念像老夫子说的"逝者如斯夫"，过去就过去了，现在心不可得，过去心不可得，未来心也不可得。现在你把它存起来，"我就要建好家风讲堂"，"我就要建好家风讲堂"变成了一个固定的念头，这个志向存起来。"因志而存变"，要建它的话我总得找一个地方，我总得请人哪，总得布置呀，摆什么图案，列谁说的话，"谓之思"，思考，心上有田。我们的心本来是圆融无碍，不在内、不在外、不在中间。因为你这一思，心上就有了格。

"因思而远慕谓之虑"，思虑、考虑。再注意呀！叫"不妄作劳"，所以思虑过多的人伤脾，例如姓钟的，伤脾以后两腮就塌陷，就一副无福的薄相。"因虑而处物谓之智"，因为你考虑了，去处理这些物相，处理得还不错，这人挺有智慧，"因虑而处物谓之智"；没有考虑清楚，杂乱无章，说这个人没智慧，处理事情没章法，这就不行了。所以深思熟虑被认为是好事情。

智者之养生

故智者之养生也，必顺四时而适寒暑，和喜怒而安居处，节阴阳而调刚柔。如是，则辟邪不至，长生久视。

"故智者之养生也"，如果您是一个明白人，是智者，怎么养生呢？"必顺四时而适寒暑"，大冬天的穿个短裙子，薄袜子，或者大冬天的袜子都不穿，就穿一个单鞋。大家不要以为这是开玩笑，是真事，我亲眼所见的。前年，在北京国家会议中心，他们一个管理人员通过出版社的主任跟我讲，说有位女士喜欢我的书，想买。我说我们在人家地盘上办这么大的活动，给我们很多的帮助，我送她就行了，不要买。来了以后，我就发现，北京啊，那是一月八日，特别冷，天寒地冻的天气，光着脚穿露脚背的单鞋，一个女孩子，而且脸上就有那种因寒而生的是叫青春痘也好还是痤疮也好，然后我又不能说，不请不教啊。她能不寒吗？能不痛吗？"必顺四时而适寒暑"，你觉得热，你就减一点；觉得寒，就加一点，很简单哪。

"和喜怒而安居处"，不要大喜，大怒。我们上一节的《生气通天论》讲过，"大怒则形气绝"，就是不管其他的毛病，只要发一次大的怒气，身体受伤很严重。有一些老师说发一次脾气，对身体的破坏三天都恢复不过来。"和喜怒而安居处"，居处要安，不能够变来变去，随遇而安。

"节阴阳"，这就不是一般人所能做得到的，尽管很简单，大道至简，但是很多人连阴阳是什么都不知道。"而调刚柔"，阳刚阴柔，说的还是阴阳，阳刚不是说这个人硬气，说男人阳刚，不是那个意思。钢大家知道吗？有弹性。有没有硬度？有。有没有柔韧度？也有。"调刚柔"，刚柔相济是孔子说的，我才知道孔子他老人家也是太极拳心法的祖师之一，刚柔相济。我是看电视上的一个太极拳传人打太极拳，看了大概五六遍之后，体会到什么叫刚柔相济。我就明白，他动作打到这种程度叫"刚柔相济"。那确实是好。"如是则僻邪不至，长生久视。""长生久视"这四个字在很多经文里面出现，好像《道德经》里面也有。你能做到这一点，邪气不干哪。

人类的情绪病

是故怵惕思虑者则伤神，神伤则恐惧，流淫而不止。因悲哀动中者，竭绝而失生。

"怵惕"两个字，都是心字旁的，跟心有关系。我们说，哎呀，给我这个任务，我怎么打怵呢；或者有人说，我晚上一个人走夜路，怎么打怵呢，是什么意思？害怕了。警惕呢，就有点战战兢兢的那个意思。"怵惕思虑"伤的是什么？心神。"神伤"，这个后果就麻烦了，"则恐惧"。恐伤什么啊？肾。伤完肾之后呢，"流淫而不止"。后果很严重。有一些小孩子，不管是父母骂，还是老师骂，还是有同学威慑他，就对这个孩子的肾精、肾气造成了极不良的影响，可能晚上就有排泄的现象。他不是正常的那种发动，而是说恐惧所致，他控制不了，就流出去了。等于说，我们有一个农村话叫吓破胆，他这好像是把肾关给吓得打开了，收不住，往外流。你想肾精元气呀，是人体最要命的根本，那害怕有多么严重！绝不能够大声地批评恐吓孩子，这对他的这个脑力有绝大的伤害！是死循环。为什么是死循环？比如说，孩子因为老师批评，家长批评，产生恐惧，不管是因为学习成绩不好，还是做错事。一顿骂一顿打，能不害怕吗？害怕就受伤，受伤以后就凭这句话，一个是"流淫不止"，再一个我们都论述了，给大家说了，高尚的道理，他那个脑力，他用来学习的那个脑力，是要有物质基础的，是需要那个督脉往上输送这个物质能量，无论是先天和后天，都要从后背往上上，结果你这一吓，从下边出去了，没上来。大家知道什么原因了吗？体力受损，脑力受损，越骂越糊涂，越骂记忆力越不好，分析力越不好。得关爱他、引导他、扶持他。

我在家里有一次讲座，谈到这个问题的时候，我家那边有个小孩的奶奶当场就哭了。她说她孙子就是这个问题，因为学习不好，在学校里面老师批评，回到家里面家长批评。我说这损伤的是一家的未来。他学习不好你批评他，骂的是先祖的余德，整个这一家全部亏孝亏义，全乱了套了。所以为什么得病自己不知道？做错了都不知道，蒙昧当中，不是文明。我们说现在评什么文明家庭，我有些时候看着，真的懂"文明"吗？那个"文"有多深？"观乎天文，以察时变"，懂吗？"观乎人文，以化成天下"，懂吗？中华文化不复兴，我们的人体健康都难以保证；中华文化不复兴，我们要想在这个世界民族之上，成为一个优秀的人种，都是一个受怀疑的目标。我们被骂了多少年的东亚病夫，是因为我们抛弃了传统文化理念，优秀的生理文化、生命文化，不知道。

所以我打出第一张表"上古天子"人家不但有德行、有修养、有修为，寿禄还长，就是全都有。乾隆自己自命"十全老人"，他才活了八十九岁，哪一个"上古天子"不比他活得长？哪一个在道家修为上不比他高明多少倍？可是现在已经觉得很稀奇了。我们这次讲座，到时候还会给大家看第二张表，就是"春秋诸子"，那也证明着中华文化有好东西。

到了宋代，除了有一个人活过七十岁，北宋那些有名的诸子，都没有活过七十岁，五六十岁就走了。集体性的短寿，那文化不出毛病了吗？小皇帝八岁被大臣背着跳海，十万大宋子民跟着跳海喂鱼，不知道反抗。这文化不出毛病了吗？都说是儒学的传承人，还自命不凡，搞出一个北宋的理学，我说你那是继承孔子的精神吗？孔子的精神在《子路第十三》最后一条最后一句，"子曰：'以不教民战，是谓弃之。'"你不告诉人民战法、战略，等于是抛弃了人民。十万人，我说有一半是男的，就是有五万人的军队，不知道战斗，不知道去保卫，跟着跳海喂鱼，这是什么文化？！可能我说的很多人不赞同，宋代我们发达，我们的瓷器造得多么精美……瓷器有多么脆弱！孔子是要仗剑的！你看看孔子的像，标准的像都是孔子拿着宝剑，那是那个时代的兵器，是文武之道。我们现在恢复的不是说传统文化的概念，是从身体上都要成为这个世界上最强壮的民族！否则我们全都是不孝子孙！对不起老祖宗！（掌声。）

"因悲哀动中者，竭绝而失生。"悲愤到一定程度，"悲哀动中"，所谓那个衷肠。像颜回走了，孔夫子悲痛，有人提醒他，"子恸矣！"就是你的悲伤已经动了你内心了。正常情况下，夫子应该是如如不动的，夫子就说了一句话，他说："真的动了吗？"失去颜回，对夫子来讲是一个重大的打击，颜回闻一知十、箪食瓢饮、安贫乐道……根据苏轼的转述记载，他曾经有一次问弟子们，我颠沛流离这么长时间，难道我的道错了吗？这个问话很严重啊，我们都以为所有的人向他老人家请教，突然有一天他说，难道我这样是我错了吗？结果颜回回答他：您的这个道是没错的，像天有日月一样。不被当世所容，您现在不顺利，恰恰是因为您是正确的。因为现在大家认识不到，它反而证明了您是对的！不容何伤？就是天下容不下你这一条教育之道，对你有任何伤害吗？没有啊！它反而证明你是对的。颜回有多伟大？李世民做皇帝以后，停止以周公为先圣，从唐代开始以孔子为先圣，以颜回为先师，享受国家供奉。我们说至圣先师，从唐代才开始。以前国家供奉的至圣或者叫先师、先圣都指的是周公。必须要学历史，知道怎么来的，然后才知道我们为什么是这样的现状，我们往哪里走。

悲哀过度会动了衷肠，直接可以伤及五脏。明代的莲池大师有一个记载，不知道大家看到没有，他记载一件事情：有一个猎人，射死了一只小鹿，然后他看到母鹿到小鹿身旁去，流下眼泪。他这第二支箭本来是要射杀这只母鹿的，结果箭没放出去，因为发现母鹿也躺下死掉了。就很奇怪这个事情怎么发生的，没有人伤及这个母鹿就躺下了，死掉了。结果解剖以后才发现，肠子节节断裂。所以这个猎人从此放下弓箭，发誓再也不杀生。真的悲哀，大家以为就是情绪上的事，对不对？可是它能动了我们的生理，不管是衷肠也好，五脏六腑也好，什么翻江倒海，人气逆吐血，完全是由自己操作的。所以情绪上要平和，才是最大的涵养身体。

中医之所以能够指出人类有情绪病，这是我们的祖先对人体阴阳运作最精密、最科学、最彻底地了解和体证。告诉我们什么叫阴阳和合体。不明白这一点，我们只相信眼见为实的东西，就把明明存在但眼睛看不见的那一大部分，全部舍弃了。这个医学怎么能够造福人类？怎么能够造福我们的同胞？尽管我是一个外行，说外行话，但我还是相信，我自己体证到的一部分，她能把我救了，也能救天下的炎黄子孙，只要你肯践行。她并不复杂，也不难，正应了那句话"大道至简"，我们每天老老实实地按天地四时运转就可以了，心地干净，在本位上干自己该干的活就可以了。你本来就是神！

第七讲

（2016年11月27日—丙申年十月廿八）

　　《本神》题目就告诉我们，每个人本来就是神，所以我们不要轻看自己，人是宇宙当中最真、最贵、最圣的存在。本篇是最后一讲，《本神》之后，又略讲了《淫邪发梦》《师传》《决气》《逆顺》。最后作者强调：健康最大的敌人是自己的不良情绪，所以要保持一颗清净的天心，清净是健康之母。

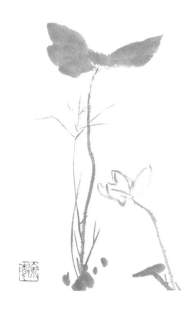

尊敬的各位同胞、各位同人：

大家上午好！

知错即改做明白人

以前我讲还有很多人出于整个社会的这种价值标准和礼仪告诉我，哎呀，你不要谈自己，如果你谈自己做的好处，别人认为你"钟婆卖瓜"；如果你谈自己的缺点、不足、心里的黑暗面、以前隐晦的想法，别人就觉得人哪有这样的；他们自己也害怕，那我跟你学，我是不是也得把我内心见不得人的那些东西全抖搂出来呢？居然反对。那我就知道，这是进步不了的。他心里面不是包藏祸心，是包藏着一颗污染和肮脏之心，怕被别人知道。我们大家都知道，"恶"怕被别人知即是大恶、真恶。有过错，一般来讲，如果不是说祸国殃民，到了十恶不赦的地步，通常来讲问题不大。因为人非圣贤，孰能无过？关键是过而能改，善莫大焉，过而不改才是过。孔夫子在《论语》上讲的，有过不改才是过，这是真的是过错了。我们现在很多情况下不知道自己有过错，这就不是明白人，不是一个真正彻底的中华文化人。

昨天我们通过"义"分析过，就是当老师的，可能不知道自己亏义了，得肺病不知道。当学生的不知道自己不认真听课、不认真学习，不但亏孝了（因为父母是希望你在课堂上好好学习的），也亏忠了，因为国家指着你成为人才，去建设这个国家，你等于糊弄。所以我认为这些学生走向社会就业的时候，就业如果能顺利，我说那是没有天理的事情。那些在校园里面奋死拼搏的人，最后有好的结局，我认为这是天理的结果，是很正常的。所以凡是有不顺当不合己意的时候，你抱怨社会、抱怨上天不公，这全都是蒙昧之人。

昨天我们提到过，老子在《道德经》上的八个字："知人者智，自知者明"，"明"字一个"日"、一个"月"，古代称"日"为"太阳"，称"月"为"太阴"，我们就在这一个阴阳系统之中活着。人就是阴阳和合的一个和合体，有阴有阳，半阴半阳，可阴可阳，阴阳要平衡，才是一个健康的人。问题是很多人不明自己的阴阳，所以这八个字所有人几乎都会背，都会复述，但是你真的明白自己的阴阳吗？明白自己的阴阳才叫明白人，否则都不是明白人。身体的状况是阴胜阳，还是阳胜阴？这我们昨天在《生气通天论》里面分析过了。大家是否能够了解，阳不胜阴，九窍不通，视物模糊，耳朵好像有堵，二便有可能不利，都是因为阳不能胜阴；阴不胜阳，并乃狂，没有控制的，就是没有拘束的，这人像发狂一样，没规矩，不受束缚。阴阳的病症，在好的中医大师那里面，一望即知。

不要看轻自己

那我们回过来，反观自己的存在，不知道大家想过没有，一个肉做的机器，怎么会说话呢？就是你想象两片肉怎么组合它能会说话？一堆肉加上骨头，还有筋，怎么配合它能够思考？它能够眨眼睛？它能够做出我们现在根本就没有反思的一些复杂的动作？这样想下来，我认为人体是这个宇宙当中最精密的机器之一，因为我们所见所知还很局限，我们不敢说就是最精密的。但是在经文当中告诉我们，人在宇宙当中是个什么位置呢？叫"左撇为真，右捺为正，常行正真，是名为人"，最真最贵最圣，没有之一。

可是我们自己是不是看轻了自己？霍金在他的一本书中说：即使在果壳里，你也是自己的宇宙之王。那你是否做主了？是让邪念做主，禀性做主，任性做主，还是让自己的神明做主？"心者，君主之官也，神明出焉。"读个千八百遍，大家看一下，能不能把自己那个本来应该做主的意志、意念找回来，从此定住志向，像孔夫子一样，十五岁有志于学。十七八岁的时候，他在鲁国就已经有圣人之名。季桓子曾告诉他的儿子，孔家祖上有德，祖上有德的家庭，必定出孝子贤孙和圣贤。这个大个子（因为孔子长得高）现在的表现，就已经被人看出是圣人的初始之相，所以告诫儿孙，我死后你们以他为师。"人之将死，其言也善"，对鲁国而言是权臣，对儿子而言是做父亲的，做政治遗言、政治交代，居然能交代说，我死以后你们向孔子学习。谁能做到呢？孔子当时还很年轻啊，还不到二十岁。所以我今天面对任何一个骂孔子的人，我都持有一种态度，就是此生我们不会作为朋友。连圣人他都这样处理，那我们算什么？太狂妄了！有什么资格呢？我想反问一下，那你能不能在当下时代，在不到二十岁的时候，让你自己国家里面最有权势的人佩服你，告诫自己的儿子，将来拜你为师，能做到吗？我没听说过。还有，在年纪并非很大的时候，天下人都听说鲁国出了一位孔子，他到哪儿，国君、大夫、名士都想见一面。到卫国南子作为国君夫人也想拜见。那骂孔子这些人，我说你现在出国溜达溜达，哪个国家的第一夫人提出说，我给你行拜师大礼？

哪个人可以说有七十二个杰出的弟子，跟你学的达到三千人，有吗？看这些数据就知道，现在人福薄。福薄就承载不了很多重要的福德，那么健康是不能够得到保证的。

我们现在之所以在学习《黄帝内经》的时候跟大家谈起圣贤，就是因为张仲景给我们一语道破人类社会每个人生出来的一个道德源头：没有德你是生不出来的，五脏都长不全。知道了这一点，我们才知道，每天说话办事都决定着自己的健康，念念之间决定着自己的健康，这是"内经"啊，这是向内求。你说出一句话，甚至一个眼神、一个表情就决定着你的筋脉、血液细微的变化。所以南先生才说，不追求回报，真心做一件大善事，气脉都会改变。最初看到这句话，就觉得可能吗？好像神乎其神，细细地一分析，应该是千真万确的。我们对自己并不了解，也就是面对一个有血有肉、会动、会思、会行的一个物质，也就是我们人体，我们还了解得太少。

情绪过度伤五脏

> 喜乐者，神惮散而不藏。愁忧者，气闭塞而不行。盛怒者，迷惑而不治。恐惧者，神荡惮而不收。心，怵惕思虑则伤神，神伤则恐惧自失。破䐃脱肉，毛悴色夭死于冬。脾，愁忧而不解则伤意，意伤则悗乱，四肢不举，毛悴色夭死于春。肝，悲哀动中则伤魂，魂伤则狂忘不精，不精则不正，当人阴缩而挛筋，两胁骨不举，毛悴色夭死于秋。

接着往下看经文，"喜乐者，神惮散而不藏"，喜乐过度，神跑出去了。"愁忧者，气闭塞而不行"，忧愁过大，气门就闭上了。"盛怒者，迷惑而不治"，昨天都说了，大饮、大怒对身体都导致"形气绝"，非常严重。"恐惧者，神荡惮而不收"，前面有一个"神伤则恐惧，流淫而不止"，肾是作强之官，当它受到恐吓，心里感到恐惧的时候，就不安宁，收不回来，就跑了，不在本位上。"心怵惕思虑则伤神，神伤则恐惧自失。破䐃（有的注音是sǔn）脱肉，毛悴色夭，死于冬。"恐惧之后，五脏之内一伤俱伤，伤了肺经，皮毛就会受伤，死于冬天。注意受伤是从心开始的，心受伤则火不生土，因而脾受伤；脾受伤则土不生金，因而肺受伤。心与夏季对应，肺与秋季对应，受伤传导到肺，隔着秋季，死于冬。

再往下看，"脾愁忧而不解则伤意"，我们说思虑过多伤脾，愁忧不解，天天担忧受怕，思虑过多伤脾。你担忧还伤什么？伤肾、伤肺、伤心，这都有了，所以这个不良情绪对五脏的伤害非常大。"意伤则悗乱，四肢不举，毛悴色夭，死于春。""肝悲哀动中则伤魂"，我们举了孔子哀痛颜回早逝这件事情，旁人提醒他，你已经动中了。"悲哀动中"会伤魂。"魂伤则狂妄不精，不精则不正，当人阴缩而挛筋，两胁骨不举，毛悴色夭，死于秋。"悲伤过度居然有如此重大的伤害。因为我们把三魂七魄的道理和名称，都已经按照中国道家典籍给我们的解释和图形，简单地告诉大家了。悲愤到一定程度，哀到一定程度，魂就受伤，它这一受伤，就导致了"狂妄不精"。

"不精"是什么意思？我们知道那个精指的是看不见的原始能量，它能化生一切你需要的能量形式。就是当悲哀到一定程度，它就已经变不了了，丧失了那种功能。是谁把它封存掉的呢？是我们自己。就是因为一个不良的情绪。那你说遇到悲哀的事情，我们能不悲哀吗？学习中国文化到一定境界以后，可以做到，可以转化。"不精则不正"，那确实啊，没有最根本的能量去填充我们的身体，我们就拿那个气球作比方，里边最根本的动力没有了，身体怎么能正？所以你看，每当家里面有至亲过世的那些人，尤其上了年纪一点的，通常都是歪在床上，歪在沙发上，身体就是难以支撑。

下面这个可能是大家没有听说和意识到的，叫"阴缩而挛筋"，就是对于男性来讲，生殖器萎缩，筋骨痉挛，不能够正常地使用，因为伤肝了。肝主筋，肝一受伤，筋就不能够正常地伸缩活动，非常严重。筋不能动，那你说两侧的骨头能够自由运动吗？就是人身体已经不协调。所以叫节哀，节哀是从这个道理来的。为什么叫节哀？为什么叫"食饮有节"？这个"节"在中华文化里面是让你入中道。劝你完全不悲哀，可能吗？做不到。但是要有节制，是对自己的一种保护。所谓节哀顺变，这是中华文化劝悲伤到一定程度，通常就是至亲的人去世了，会有这样的情况。

> 肺，喜乐无极则伤魄，魄伤则狂，狂者意不存人，皮革焦，毛悴色夭死于夏。肾，盛怒而不止则伤志，志伤则喜忘其前言，腰脊不可以俛仰屈伸，毛悴色夭死于季夏。恐惧而不解则伤精，精伤则骨酸痿厥，精时自下。是故五脏主藏精者也，不可伤，伤则失守而阴虚；阴虚则无气，无气则死矣。是故用针者，察观病人之态，以知精、神、魂、魄之存亡，得失之意，五者以伤，针不可以治之也。

谈到肺就是"喜乐无极则伤魄"，七魄都在肺里面，"喜乐无极"就把它们也伤了。"魄伤则狂，狂者意不存人"，老朋友都记不住，当面就什么名，记不住。我们知道当阳气受损，肺气受伤，八十岁的时候，七魄开始离开人体，"言善误"，对不对？说话经常说错，词不达

171

意。"皮革焦"，肺受伤这是肯定的，要么枯，要么焦，要么就是没有弹性、没有光泽，毛孔粗大，"毛悴色夭，死于夏"。

"肾盛怒而不止者则伤志"，要注意，盛怒的人如果不知道节制，"盛怒不止"就把"志"伤了。伤志和伤肾它俩是一对儿。"志伤则喜忘其前言"，刚才说的话，自己不一会儿就忘了。"腰脊不可以俛仰屈伸，毛悴色夭，死于季夏。"肾伤了，那腰肯定就不正常，这是常识了。表现一个是记忆力受损，因为我们昨天分析了，这个肾经和腰椎、胸椎、颈椎、髓海是我们记忆的物质荣华基础，当它受损的时候记忆力一定会下降的，所以"喜忘其前言"；而且，缺少了那个根本的肾精动力，它受损，腰的正常活动就已经不可得了。

"恐惧而不解则伤精，精伤则骨酸痿厥"，这个好理解，都知道肾主骨，生髓，储存元精，这一受伤，骨头酸，腰酸背痛的感觉就出来了。"痿厥"，昨天我们讲《生气通天论》的时候，碰到过各种词汇，痤呀、痹呀、痿呀、瘘啊，都有。"痿"好像是没力量对不对？没力量是怎么造成的呢？详细讲一下，它是因为湿气客邪于身体造成的结果。湿气客邪于内脏，会发生逆咳，就是气不往下去，往上来，就咳嗽。那湿气作用于筋脉，尤其是在筋上，导致筋不能正常地抓取活动，就好像无力，手用不上力量，叫"痿"，是这种病症。"厥"字在古文化当中，它和那个其实的其、其他的其，经常可以换用。

"精时自下"，这个就变换了，跟前面那个元精就不是一个，这个就是指可见的、有形的，排下来。恐惧嘛，这个前面有一段经文已经叙述过。我们举孩子的例子，如果他受了惊吓以后，男孩子容易遗精，这就是"精时自下"，他控制不了，就像阀门自己关闭不了一样。其实很危险。

"是故五脏主藏精者也，不可伤，伤则失守而阴虚，阴虚则无气，无气则死矣。"你看，情绪上无论是怒、恐惧、喜乐，只要是过度，怎么样？伤五脏。伤五脏的结果实质上是伤精，就是伤我们身体的元精、元气、元神，就等于杀伐自己，等于是慢性的自杀。那情绪我们是不是应该趋向于柔和、平和、中和。

因为这篇是谈针灸，讲起来根本应该从哪里入手，"是故用针者，察观病人之态，以知精神魂魄之存亡得失之意，五者以伤，针不可以治之也。"在用针之前，你观察一下，如果说精、神、魂、魄都已经不在了，你还去拿针给人扎，能好吗？好不了，就说那不要治了。这五者要都伤了的话，就不要治了，治不了。怎么能治呢？除非他家祖上有大德，然后得到真正的指导，他自己还有坚定的志向信心，我错了，悔改，重新活。因为是天人合一嘛，他必须自我发动，就是自己的那个心念、心智要重新崛起，才有一线生机。这样的情况下，在他气若游丝而不死的时候，慢慢地维护才能活过来。

五脏虚实症不同

肝藏血，血舍魂，肝气虚则恐，实则怒。脾藏营，营舍意，脾气虚则四肢不用，五脏不安，实则腹胀经溲不利。心藏脉，脉舍神，心气虚则悲，实则笑不休。肺藏气，气舍魄，肺气虚，则鼻塞不利少气，实则喘喝胸盈仰息。肾藏精，精舍志，肾气虚则厥，实则胀。五脏不安。必审五脏之病形，以知其气之虚实，谨而调之也。

"肝藏血，血舍魂，肝气虚则恐，实则怒。"这不用解释，"肝藏血"，然后里面有三魂，我们把名字都告诉大家了。要记住啊，那个叫"胎光"的是善的，另外两位是鼓动我们吃喝玩乐之类的，喜欢美色之类的。所以为什么有一种形容，就是当你看到美色，以男的来讲，比如说美女吧，叫惊心动魄，你想想能好吗？看到以后心惊肉跳一样，六神无主，就说魂儿都飞了。

我在河南国学会有一次讲座，当时我讲的就是"中国传统管理学述要"，我说西方管理学谈的都是制度、规范、规则、组织、计划，就是想方设法规范别人、管理别人、刺激别人、激励别人，我说唯一缺自我管理，而这恰恰是中华管理学最核心的要诀！因为天人合一观嘛，管理好自己，天下大安，没有别人的事，你把自己管理好，一切随你而转。没有入中华文化之门的人都不理解，会认为我这个说法是胡说八道，明明外面有这么多人事物还不管？管自己，这是什么管理学？

怎么管理自己呢？从念头心地上，所以管理的唯一场合是自己的心地。我当时跟大家分享了一件事，对于男人来说，女子有八妙相，他使男人的魂儿都不在身上了。"歌舞笑睇容止触礼"，这八妙相就把男人的魂儿勾走了。

歌，就是唱歌，有些女人那个歌喉，哎呀，三日绕梁，一张嘴令男人喜欢得不得了，那就忘我了、陶醉了、不知所以了，魂儿都没有了，那男人的躯壳就是一个动物性的存在。

舞，一见女人那身姿曼妙，许多男人又是魂儿没有了，让他贪他就得贪，让他买房子他就买房子（笑声），让他干啥就干啥。这是现实啊，我们现在看到很多翻出来的案例，纪委的同志说百分之九十九都有所谓的情人，全把男人的魂儿勾走了。怨她们吗？昨天我们说了，她性感不性感、妩媚不妩媚，跟你有半毛钱关系吗？是你本身心里有邪淫，才产生共鸣。叫"感动"，你先心动了，心动这件事情最麻烦，因为你是你世界的核心，核心一动，你的世界就崩溃了。

歌舞笑，笑呢，"回眸一笑百媚生"，又是魂儿没有了。

睇，就是目字旁加上一个弟弟的弟，书上形容呢，就说那个女子抛媚眼，好像还不正眼看你，我还学不上来（笑声），一个眼神就把他的灵魂抽走了，又是乖乖地俯首听命。

容，说"女为悦己者容"，打扮得一漂亮，那就喜欢漂亮的嘛，有些男人曾说，女孩子长得不漂亮，我都不跟你说话。（笑声。）

止，这不容易，笑睇容止，就是进退有规矩，一看，哎呀，就喜欢这样的，好像大家闺秀似的，有教养，不得了。各种类型都有。

触，古代讲"男女授受不亲"，如果有身体接触，不得了！有人形容像触电一样，如果加上女子雪肤花貌、吐气如兰，男人就更把持不住了。

最后一个是礼，就是如果这个女子彬彬有礼都能把男人的魂儿勾去。她不跟你邪淫，也不跟你搞用不着的什么暧昧，好像类似冷美人那种，不搭理你。男人有时候贱骨头（笑声），越是不搭理他反而越上瘾。

这八妙相是经文所述，不是我蒙出来的，当然我要是叙述不准的话以经文为准。你想如果着相的话，如果心里没有定力的话，魂魄都飞了，神不守舍，六神无主了，能健康吗？"虚邪贼风，趁机而入"，这就是病，这样的人没有长寿的，没有例外。没有一个长寿的，没有一个是善终的，没有一种事业是能够平安落地的，这是很绝对的事情。一般我们不这样讲，就是说"差不多"吧，但是这件事情没有例外，只要犯了邪淫，没有一个有好结果！

"脾藏营，营舍意，脾气虚则四肢不用，五脏不安，实则腹胀经溲不利。"脾主运化的，大家都知道，它还主肉，它一虚，所谓肌肉那个力量就不行了，所以"四肢不用"，就是这个意思。它管运化的，后天五谷之精没有它的运化，输送给小肠大肠，营养出不来。五脏缺乏这种后天精微的营养，天天就觉得，哎呀，我这月工资都没拿到，下个月怎么办呢？就类似这样的，五脏肯定不安。那脾气要实，堵得慌，就我们比较熟悉的一个词"膨闷胀饱"，"经溲不利"就是消化不好。昨天提到一个，阳气受损以后，有一个洞泄嘛，大家还记得吧？这个脾胃要不好的话，就会产生什么洞泄呀，经溲不利。洞泄，我们说就像是窟窿一样，收不住了，往外排，就是吃了不消化。

"心藏脉，脉舍神"，我们的神叫"神气舍心"，这个词我们讲的时候强调过，还能回忆起来吧？"心气虚则悲"，有些人为什么老是悲悲戚戚的？心气虚了，相当于是火气不足。"实则笑不休"，突然不敢笑了，没关系，我们笑多了补阳气呀。但是要记住这一点，"虚则悲，实则笑不休"，如果不讲课了，还有人整天咧嘴"哈哈哈，哈哈哈"，那你就赶紧给他把把脉，是不是心气虚实出了问题。

"肺藏气，气舍魄"，这不用解释了，我们这两天说得算是比较多了。"肺气虚，则鼻塞不利少气"，鼻子不通。肺气虚，就是我们昨天说的那个阳气不足，"阳不胜阴，九窍不通"，鼻子是属于九窍之一，那肯定是不通。"实则喘喝胸盈仰息"，肺气要实，就是"哈，哈"那种，喘，提不上来，胸满。好像就得仰着壳儿去呼吸那样，很费劲儿，不像我们随意地就可以很自然地呼吸。能够非常自如地呼吸就是幸福！

"肾藏精，精舍志"，你的志藏在哪里呢？是藏在肾精里面，所以精被排射出了，这种人是没志向的，卑鄙下流的人没有长志。反而是那种高尚的人，那个志绝对坚决，铁志，金刚志，不达到高尚的目标不罢休，年轻人要有这样的志向，必定成功！我们昨天举了华南理工大学徐嘉璐同学的例子，三个月考上自己本校的研究生，那就是突然一下自己立志了。

"肾气虚则厥，实则胀"，大家可以体会肾虚是什么情况？"痿厥"。这里面没提那个"痿"，就是"厥"，"痿厥"两个词经常一块用。肾气实，它也胀啊，所以，"五脏不安"。

"必审五脏之病形，以知其气之虚实，谨而调之也。"五脏是实是虚，什么实例，发生的什么状况，怎么来的，要"知气之虚实"，四气调神嘛，春气、夏气、秋气、冬气是虚是实，判断清楚，"谨而调之"。

《淫邪发梦》第四十三

《淫邪发梦》第四十三，看完这个，我们就可以挂个牌子，古有周公解梦，今天有《黄帝内经》解梦，就可以营业了。

黄帝曰：愿闻淫邪泮衍，奈何？岐伯曰：正邪从外袭内，而未有定舍，反淫于脏，不得定处，与营卫俱行，而与魂魄飞扬，使人卧不得安而喜梦；气淫于腑，则有余于外，不足于内；气淫于脏，则有余于内，不足于外。

从外面透过卫气攻击到人体之内，一定是在哪里停下来吗？没有。"未有定舍"，不一定在哪儿，总是要找一个最薄弱的环节，而且"反淫于脏"，攻击到五脏。"不得定处"，没有说一定要待在哪一脏的固定位置，"与营卫俱行"。这是麻烦的，营气是经络里面的精气，卫气是浮于身体经络之外保护我们的，有个很好的例子，相当于我们地球有个大气层在外面保护，就这个意思。大气层就是我们地球的一层卫气，比如说外太空进来一个东西，没等撞击到地面，空气摩擦就已经烧掉了。卫气也解决这样的问题，就是一般的寒邪经过卫气的时候，就已经被消化掉了。如果它穿过卫气进入经络，甚至进入脏腑，就等于反客为主，麻烦了，就攻击到你的大本营了。

"而与魂魄飞扬"，你看"与营卫俱行，与魂魄飞扬"，那你能安吗？等于是它跑到你自己家里面，和你自己的员工混成一块儿，等于奸细进入你的部队，开始活动了，开始展开它的目标行动了。"使人卧不得安而喜梦"，就是你睡觉的时候不安宁，老是觉得我怎么睡不实，而且睡一觉做梦做得像连续剧似的，一会儿这一篇，一会儿那一篇。

"气淫于腑，则有余于外，不足于内"，这是指六腑，六腑是阳，是中空的，在身体下部，"有余于外，不足于内"。"气淫于脏"是什么情况呢？是"有余于内，不足于外"，正好相反，这个大家可以慢慢体会。五脏是实心的，居上部，属阴；六腑，什么胃呀、大小肠呀、膀胱都是空的，空的属阳，在底下。然后这个阴阳上下相交相表里，这个气有上下，我们想往外排的可以往外排，想往下排的可以往下排，人体的气机运动。

黄帝曰：有余不足，有形乎？岐伯曰：阴气盛，则梦涉大水而恐惧；阳气盛，则梦大火而燔热；阴阳俱盛，则梦相杀。上盛则梦飞，

下盛则梦堕；甚饥则梦取，甚饱则梦予；肝气盛，则梦怒，肺气盛，则梦恐惧、哭泣、飞扬；心气盛，则梦善笑恐畏；脾气盛，则梦歌乐、身体重不举；肾气盛，则梦腰脊两解不属。凡此十二盛者，至而泻之，立已。

黄帝说："有余不足，有形乎？"如果说有多余的，有不足的，有什么形象吗？这种客邪之气进入人体，我们能够观察到它的形象吗？

"岐伯曰：'阴气盛，则梦涉大水而恐惧。'"你做梦的时候，哎呀，发大水了，那个水波浪滔天，梦中自己就感觉到恐惧，实际上，是你自己体内的阴气太盛。所以，你看到体内的形象就是发大水。"阳气盛，则梦大火而燔热"，很自然啊，梦见大火。"阴阳俱盛"，这就热闹了，"梦相杀"打起来了，有战争。"上盛则梦飞"，我曾经梦过自己飞，在山田呀，草原之上，还有花，还有山峦，飞得好过瘾啊。现在明白了，这个气在上面盛，所以你就梦见飞。"下盛则梦堕"，我也做过这样的梦，是很小的时候，好像五六岁吧，就梦见自己从离家不远的一个山上掉下来，落到沙滩上，还觉得挺过瘾。"下盛则梦堕"，就是下坠。没吃饱，梦里就开始吃，就是"甚饥则梦取"。你说过午不食，有些人持不了，看人家过午不食，他也想坚持，但是人体都是有差异的，你没做到那一步，不要贸然行之，所以晚上就梦见大吃。

不知道大家看没看见过南怀瑾先生的一次讲座，年轻的时候练辟谷，结果他说练着练着有一天在梦里大吃起来，就知道白天能守得住，做梦的时候守不住，也就是说修行还没到一定的境界。还有大概是在四川吧，有一个出家的师兄问他，都说你悟了，那我问你：梦醒一如吗？南先生说他没回答，因为知道自己梦醒不一如，赶紧回来用功。这我也知道，我现在没到梦醒一如。所以有一些人说，老师我要跟你学习，很诚恳，时间长了，我就跟大家报告为什么不收学生，尤其是女弟子，因为有一次在梦里发现自己没过关，一念之间，就是一念之间，然后就知道自己没过关。那不能骗人。就是看到一个美女很漂亮，但下一刻当你意识到，哎呀，我是不是要着相的时候，这个时候已经晚了，然后整个的相变成像蜡像一样裂开，等于是告诉你，凡所有相皆是虚妄，你刚才着相了。

"甚饱则梦予"，"予"就是给，吃得太饱，寝食不安，就想把多余的送出去。"肝气盛，则梦怒；肺气盛，则梦恐惧、哭泣、飞扬；心气盛，则梦善笑恐畏；脾气盛，则梦歌乐、身体重不举；肾气盛，则梦腰脊两解不属。""两解"就大解小解，跟自己的肾气是相关的。"凡此十二盛者，至而泻之，立已。"就是你要搞清楚这十二种"盛"，把它泻出去，就好了。

厥气客于心，则梦见丘山烟火；客于肺，则梦飞扬，见金铁之奇物；客于肝，则梦山林树木；客于脾，则梦见丘陵大泽，坏屋风雨；客于肾，则梦临渊，没居水中；客于膀胱，则梦游行；客于胃，则梦饮食；客于大肠，则梦田野；客于小肠，则梦聚邑冲衢；客于胆，则梦斗讼自刳；客于阴器，则梦接内；客于项，则梦斩首；客于胫，则梦行走而不能前，及居深地窌苑中；客于股肱，则梦礼节拜起；客于胞，则梦溲便。凡此十五不足者，至而补之立已也。

"厥气客于心（或者说'其气客于心'），则梦见丘山烟火"，在心上，心属火，"丘山烟火"；"客于肺，则梦飞扬，见金铁之奇物"，为什么肺属金？这个气客于肺之后，就把肺所属的那个特性给显示出来，形象就出来了，梦见"金铁之物"；"客于肝"，肝属木，所以"梦山林树木"，相对应的；那"客于脾"，脾属土，"则梦见丘陵大泽，坏屋风雨"；"客于肾，则梦临渊"，肾属水，所以就梦见自己在渊潭，水边，"没居水中"，沉到水中；"客于膀胱，则梦游行"，"梦游行"，有可能回到"一二·九运动"，打倒日本帝国主义；"客于胃，则梦饮食"，还是饿；"客于大肠"，注意！想想我们念的《灵兰秘典论》里十二官，大肠是什么官？"传道之官，变化出焉。"然后，"则梦田野"，联系起来你就知道，我们人体为什么叫"人法地，地法天，天法道，道法自然"。"客于小肠，则梦聚邑冲衢"，大肠小肠梦的是田野和城市里面的街道，古代就是"聚邑"。这个词是从哪里来的呢？是因为大舜这个人有德行，根据司马迁史书记载，他到哪里去居住，一堆人就跟着他到哪里去居住，叫"一年成聚，两年成邑，三年成都"。"成都"这个词就是从这个意思上来的，三年就成为一个大都市了。现在秦皇岛这有一个家庭伦理道德研究会，可能全国各地的同人会越来越多，是不是"一年成聚，两年成邑，三年成都"？就看我们的德行和吸引力、凝聚力了。（掌声。）

"客于胆，则梦斗讼自刳"，梦打官司打架了。胆是什么官？"中正之官，决断出焉。"说判案，这就是跟打官司相联系的，能不能联系起来？"客于阴器，则梦接内"，那个"内"呢，是通假字，实际上是"纳"，这个邪气客于哪儿呢？不管男女，就是生殖器，就会梦见……大家都清楚吧？那就不说了。"客于项"，脖子那个地方，这个比较凄惨，"梦斩首"。"客于胫"就是腿，"则梦行走而不能前"，这个梦我做过，想要走，迈不开步。"及居深地窌苑中"。"客于股肱，则梦礼节拜起；客于胞，则梦溲便。凡此十五不足者，至而补之立已也。"前面有十二盛，要泄，现在这个不足就要补。

那问一下，我们和自己身外的世界是一个什么关系？中华文化说本来是一体，天人是合一的，物质决定着时空，人念决定着人生。物质决定时空是广义相对论的结论，时间跟空间就是物质的存在形式，不是物质存在于时空之中，而是时空本身就是物质的存在形式。当物质改变的时候，时空改变。当人这种能思、能想、能变的物质改变的时候，你的时空世界宇宙就改变，所以当你对境遇不满意的时候，改变你的内心，改变你的核心价值观，改变你说话办事思想的方式，你的人生就改变、你的世界就改变、你的命运就改变。那谁做主了我们的命运？自己的心念。这是文化的力量，说文化对人有再造之功，就是这个意思。你原来是什么性格、什么格局，甚至什么八字，没关系，你只要是肯改，那么中华文化就给你改的工具和方法，改的路径。而且你每走一步到什么程度皆有印证，在经典里面全都说得很清晰，包括你胡思乱想做的什么梦都告诉你为什么做这样的梦，那你不学、傲慢、自以为是，那只能是自己"夜半骑瞎马"。

从量子力学视角看我们和世界的关系

这里我们就有一个根本性的问题，我们和世界什么关系？物质和意识什么关系？我们上大学的时候学习马克思主义哲学，我们那个老师是一个很著名的哲学家，讲得非常棒，叫李兰萍，一位女老师，年纪很大了，我有十几年没见到她了，不知道老师还在不在。给我们印象特别深刻的就是物质是第一性，物质决定意识。但是现在大家知不知道霍金有一本书，封皮上就写着"哲学已经死了"。因为现代物理学已经证明，物质如果没有意识的参与，不可能生成。这绝对是革命性的变化，导致所谓的经典哲学那个大厦彻底坍塌。所以霍金才说"哲学已经死了"。现代物理学重新给我们世界观，也就是说，量子力学把物质分分分分……分到最后，进入分子、进入原子、进入原子核、进入中子、质子到光量子，最后发现没有实在的物质存在，物质要生起，要有观察者的意识配合。这太伟大了！我们以前看经典，读不懂，量子力学一解释，好像豁然贯通。

为什么好像呢？因为这件事情发生时间还不太长，我们还在继续地求证。然后我自己感觉到了一个词汇，叫"观察者介入"。因为我不是学物理的，物理学的文献读得也比较少，但是通过读我能读得懂的文献，我就清晰地感觉到，有这样的一个境界或者状况：你作为观察者观察自己的世界，决定着你观察世界的状态，然后你带有什么意识去参与，决定了这个世界的状态。你怀着一颗恨怨之心面对世界，那你自己把恨怨的表情雕刻在自己的面容之上；你怀着感恩之心面对世界，人家说这个人有德相；然后你的世界，因你这一颗心呈现出或高尚或低劣的两种不同的道路的景象。

以前我们认为客观就是独立于意识之外，坚定的存在，现在发现，根本就不是这样。我们看禅宗的书籍，有"性相不二、能所双亡"这样的词汇，以前体会不到就不懂，用量子力学的简单的常识一解释，我们认为好像是懂了。之所以不完全确定一定是这样，因为还在验证的过程当中，也可能再验证十年二十年，我们就可以说确信无疑，证据确凿，理事圆融，理事无碍，那个时候可以下一个确切的定论，现在只是一个初步的结论。

在经济学内，西方有一个思想家，被称为二十世纪五大思想家之一，是里根和撒切尔的精神导师，叫弗里德里希·奥古斯特·冯·哈耶克，他有一句话叫"人类的意识造成了现实世界"，你的意识把世界变成了这个样子，这句话我认为同样是石破天惊的。

由于中国是世界上第一个把量子通信实验卫星送上太空的国家，所以最近关于量子的常识很多人都已经有所了解。我这个稿本是去年准备的，也没有变化，按说今年当量子通信卫星上天以后，应该把最新的资料拿来，可惜我没有充足一点的时间，所以这还是去年准备的。

我也想给中国物理学会写一封信，建议他们不要在汉语世界里面用"量子纠缠"这个词儿，因为"纠缠"在汉语里面不是一个褒义词，甚至中性词都算不上，它就是指那个贱男子对女人喋喋不休的那种状态，而两个有纠缠态的光量子之间的那种同时性——就是改变一个，另外一个不管时空距离有多远，它同时变化。这叫什么呢？在中华文化里面大家知道吗？叫感应。所以我建议中国物理学会在中华文化当中这个词应该翻译成"量子感应"，一下子会让我们的小孩子把现代物理学和中国的经典文化瞬间结合起来。（掌声。）

我们就看其中一个最重要的表述："具有感应态（实际原文是'纠缠态'，讲者根据自己的观点使用了'感应态'这个词汇）的两个粒子无论相距多远，只要一个发生变化，另外一个也会瞬间发生变化。"至于量子通信的过程构造，我们不介绍了，因为无论是网上查还是看资料，都有。而量子通信一个特性可能大家听说过，就是绝对不会泄密。以前教给我们的哲学，世间事物具有相对性、偶然性、必然性，但这个就是"绝对不泄密"。为什么绝对不泄密呢？简单地说，中间有人好像能够窃听或截取你要发送的信息，但是量子力学揭示，当你接收打开以后，由于观察者的介入（注意这个词！）和参与，它已经变化了。就是你接收的那个东西不是人家发送的。然后你说我装作没看过又塞回去，再传送回去，人家接收的时候就已经知道这个东西有人动过，就知道有窃听行为，所以这个保密在国家安全上、在军事意义上价值无法估量。现在中国走在全世界的前列。

量子通信的传输状态非常高效。通常我给你打电话，只能好像是一对一，但是它相当于是0—127，量子通信一次传输相当于经典通信方式的128次，绝对不可想象。

量子感应可以用"薛定谔猫"来帮助理解。薛定谔，还有一种物理学书籍的翻译叫薛丁格，因为他是个外国人，根据音译来翻译的。他说，把一只猫放在一个有毒物的盒子当中，把盖子盖上，过了一会儿，问猫是死是活。根据我们的常识，打开要么死要么活。但量子力学的答案是，注意看，量子力学的答案是：既是死的也是活的。这我们就不理解啊，就像我们看一些古书说，"见而未见，闻而未闻"，我说过但我从来又未说过，绕乎得有一些没明白的人就觉得太烦人了，我不看了。但现在就知道了，它是死是活取决于打开盖儿的那个人，观察者那个因素，缘分是什么：观察者的缘分是见到它死，那么见到的结果就是死；观察者的缘分见到它活，它就是活；因人而异，各个不同。

所以科学的世界观发生了根本性的改变，追查它的起源是一九八二年法国物理学家艾伦·爱斯派克特和他的小组完成的一项实验，证实了微观粒子叫"量子纠缠"（讲者认为这个词应该翻译成"量子感应"）这个现象确实存在，"量子感应"。在中国古代历史上感应的事情比比皆是，尤其是母子之间、母女之间。隔着千万里远，一个地球这面，一个地球那面，那面发生了重要的事情，这面的人立即就觉得不舒服。但是不知道什么原因。在这个理论基础之上提出"量子通信"的概念，我们不详细介绍，就是简单地让大家有一个印象。为的是说明如何理解我和我自己这个世界的关系；我如何理解我这个物质的肉体和我意念之间的关系，谁是起决定性作用的；为什么说文化对人有再造之功，意识对物质世界有什么样的反作用力。

说到这里，大家一定要记住一位中国青年学者——潘建伟，最近这一年《新闻联播》他上了好多次。大家有印象吗？《大国实验室》介绍的科学家他好像是第二位出来的；量子通信卫星上天那天晚上的《新闻联播》，现场采访他，潘教授就穿着一件灰色的T恤衫。我认为他应该是可以获得诺贝尔物理学奖的。因为被实验证明了他是对的，现在只是需要等待着距离足够远的通信变成现实，验证这个理论确实是对的，那么就可以给理论的创造者发诺贝尔奖。

《师传第二十九》

还是回来看我们的《黄帝内经·师传第二十九》。

黄帝曰：余闻先师，有所心藏，弗著于方，余愿闻而藏之，则而行之，上以治民，下以治身，使百姓无病，上下和亲，德泽下流，子孙无忧，传于后世，无有终时，可得闻乎？岐伯曰：远乎哉问也。夫治民与自治，治彼与治此，治小与治大，治国与治家，未有逆而能治之也，夫惟顺而已矣。顺者，非独阴阳脉，论气之逆顺也，百姓人民皆欲顺其志也。

他跟老师讲，我想听这件事情，目的是什么呢？治疗天下的民众，要注意这个词，他不是说"下以治民"，是"上以治民"，这个天子是践行《易经》的《谦卦》，把自己放在低位，孟子说的那句话"君为轻"，他做到了。"下以治身"，要使百姓无病，上下和亲，子孙无忧。而且"德泽下流"，你看这个词，所以我说"下流"这个词不是骂人，是一个客观的方向所指，现在变成骂人的话了。包括现在我们学完《内经》，你也不能说人下流，你说我没有骂你，那人不听的。

岐伯就感叹，"远乎哉问也。"为什么呢？就是您老人家问这个问题呀，可以传世久远，想得太久远了！包括我们现在，距离它四五千年之后仍然在重温这个问题，不久远吗？"夫治民与自治，治彼与治此，治小与治大，治国与治家，未有逆而能治之也，夫唯顺而已矣。"无论是治病，还是治国，还是治家，还是治身，只能靠"顺"才能够治，要是"逆"的话不能治，为什么叫"孝顺"？否则就是逆子。孝子和逆子是一对儿，为什么不叫顺子呢？因为孝顺孝顺，用孝字来表示了。

"顺者，非独阴阳脉，论气之逆顺也，百姓人民皆欲顺其志也。"大家也都希望，我的志向是什么呢？发点儿财，当点儿官。那么国家就说好，满足你。适当的情况下，组织部一考查，合格，提拔上来。然后给你创造一个好的安定的环境，发展市场经济，让你自己赚钱。叫"百姓人民皆欲顺其志"。

黄帝曰：顺之奈何？岐伯曰：入国问俗，入家问讳，上堂问礼，临病人问所便。黄帝曰：便病人奈何？岐伯曰：夫中热消瘅，则便

寒；寒中之属，则便热。胃中热则消谷，令人悬心善饥。脐以上皮热。

黄帝就问那怎么才能顺呢？岐伯说："入国问俗，入家问讳，上堂问礼，临病人问所便。"就是入乡随俗，同一个道理。到了人家的国家，这个国家的风俗是什么，他们见面不是握手，非得碰一下鼻子，你能不能接受？不接受的话，合十礼行不行？说那不行，那你就想碰一下鼻子也无所谓。还有的国家说非得贴个脸儿，这我受不了，那你就解释清楚，不要有误会。到人家里，有些忌讳要遵守：什么民族，人家有没有老人，最近有没有什么事情……要有所忌讳。就是你不问，察言观色也要知道。这是一种礼节、礼貌，也是一种修养、涵养。

"上堂问礼"，这个"堂"指高堂、明堂，就是我们现在所说的单位、朝廷、国家机关。"礼"就是法，礼和法在古代同一道理。然后作为医生，"临病人问所便"，你喝点热水行不行？喜欢吃什么？能不能坐起来？是躺着方便还是坐着方便？不一定说大便小便。

黄帝又问："便病人奈何？"就是为了使他方便，使病人感觉到方便，我应该怎么做。岐伯说："夫中热消瘅，则便寒；寒中之属，则便热。胃中热则消谷，令人悬心善饥，脐以上皮热。"如果他感觉特别热，冷一点；感觉特别冷，热一点。胃中热呢，消谷，消化的消，这个人就特别好饿，就是胃中有热，消谷善饥。这很正常，好像消化能力强，刚吃完现在还没有一个半小时，没到午饭时间呢，说您在这听着听着课，又饿了，那有可能是胃中热。然后肚脐以上皮热，这是症状。

肠中热，则出黄如糜。脐以下皮寒，胃中寒，则腹胀；肠中寒，则肠鸣飧泄。胃中寒，肠中热，则胀而且泄；胃中热，肠中寒，则疾饥，小腹痛胀。

如果是"肠中热，则出黄如糜"，就是大便不成形，"糜"是一种烂乎乎的像粥一样……（笑声。）不能形容，一形容你们就笑，有些话确实不能解释，直接过去算了，大家都能够意会。肚脐以下皮寒，胃中寒，则腹胀，胃中有寒气不消化。这个我体会过，大学念书的时候，因为是高中闹的毛病，感觉腹胀不消化。"肠中寒，则肠鸣飧泄"，我们现在坐得比较密集，如果有人的肠子"咕噜咕噜"叫，你就能听到，那就说明肠中寒气。"飧泄"就是排泄的东西没消化好，什么状态大家想就行了。"胃中寒，肠中热，则胀而且泄"，这就配合啦，胃和肠，一个寒一个热，会出现即胀后还拉肚子。"胃中热，肠中寒，则疾饥，小腹痛胀。"这种例子现在经常看到，有些人喜欢吃重庆火锅，那属于膏粱厚味之一，吃辣的很多，然后现在的服装、饮食、起居习惯，又导致这些年轻人小肚子受寒，这种情况很普遍。

黄帝曰：胃欲寒饮，肠欲热饮，两者相逆，便之奈何？且夫王公大人，血食之君，骄恣从欲轻人，而无能禁之，禁之则逆其志，顺之则加其病，便之奈何？治之何先？岐伯曰：人之情，莫不恶死而喜生，告之以其败，语之以其善，导之以其所便，开之以其所苦，虽有无道之人，恶有不听者乎？

就是因为这句话，有人说《黄帝内经》不是黄帝那个时候作的，是后世仿作的。我们看一下说的是啥意思。胃热想喝凉的，就是有些人必须喝那种带冰碴儿的啤酒才过瘾，这就说明胃热。肠欲热饮，两者相逆，如何方便他呢？就怎么样才能满足他呢？你看我去面临那些什么王公大人（所以这确实不像黄帝的口气），"血食之君"，就是吃肉的君主，"骄恣"，官二代、富二代，"从欲轻人"，看不起大夫，看不起这些治未病的，你说他也不听，"而无能禁之"，你没法禁止他。说你都已经寒了，你不要再吃冰激凌啦，不要再吃水果啦，不要再吃甜品啦，应该忌口忌一段时间。"禁之则逆其志"，他不喜欢啊，我就喜欢吃；"顺之"，你让他吃吧，还加重其病症，怎么办？

"岐伯曰：人之情，莫不恶死而喜生，告之以其败"，碰到这样的人，你就告诉他，如果这样吃下去，早死早衰。"语之以其善，导之以其所便，开之以其所苦，虽有无道之人，恶有不听者乎？"就告诉他，再吃下去，将来会发展到哪一步，比如说生不出孩子啦、子宫肌瘤啦、风湿性关节炎啦，到老，你还美什么美呢，"歌舞笑睇"一个都没有了，坐轮椅了。这他一听，噢，那还是听话吧。

黄帝曰：治之奈何？岐伯曰：春夏先治其标，后治其本；秋冬先治其本，后治其标。

"黄帝曰：治之奈何？"怎么治？"岐伯曰：春夏先治其标，后治其本；秋冬先治其本，后治其标。"在春天夏季的时候，先把他这个表症治掉，然后再治根本的因素；秋冬的季节就不行，必须先治根本，查明本因，怎么造成的。

黄帝曰：便其相逆者奈何？岐伯曰：便此者，食饮衣服，亦欲适寒温，寒无凄怆，暑无出汗。食饮者，热无灼灼，寒无沧沧。寒温中

适，故气将持，乃不致邪僻也。

就是饮食衣服这方面，一定要寒暑适度，吃东西不能太热、不能太寒，要适中，否则也是耗气。

黄帝曰：本脏以身形肢节䐃肉，候五脏六腑之大小焉。今夫王公大人，临朝即位之君，而问焉，谁可扪循之，而后答乎？岐伯曰：身形肢节者，脏腑之盖也，非面部之阅也。

黄帝说，我们现在本身呢，身形、肢节、肌肉、五脏六腑，现在这些王公大人，临朝即位之君，王储，而问焉，我们怎么可以扪循之，而后答乎呢？就是古代啊有一段时间男女授受不亲，有一些人不喜欢你触碰他的身体，这怎么办？"身形肢节者，脏腑之盖也"，我们五脏六腑在里面，所有的骨骼、肉、皮肤是覆盖在五脏六腑之外的，把它包起来，察其外，以知其内，并非仅仅依靠对面部的诊察，"非面部之阅也"。

黄帝曰：五脏之气，阅于面者，余已知之矣，以肢节知而阅之，奈何？岐伯曰：五脏六腑者，肺为之盖，巨肩陷咽，候见其外。黄帝曰：善。岐伯曰：五脏六腑，心为之主，缺盆为之道，骺骨有余以候髑骭。黄帝曰：善。

"五脏之气，阅于面者"，我们分析过，看眼珠子、看五官、面庞，知道内脏运行的大体情况，说我已经知道了。"以肢节知而阅之，奈何？"你说看身体的肢节就知道五脏六腑的状态？我想了解一下。岐伯说："五脏六腑者，肺为之盖，巨肩陷咽，候见其外。"这是描述这个状态。肩膀，巨肩，宽；陷咽，咽喉陷下去，症候见到外面。五脏六腑心为主，要注意呀！肺为盖，心为主。"缺盆为之道"，骷髅，这个骨头有余，这两个字打不出来，也是骨骼的那个状态。"缺盆"是一个穴道，大家回去可以查一下。缺盆是足阳明胃经的常用腧穴之一，别名天盖。位于锁骨上窝中央，胸正中线旁开4寸处，是气血升降的道路。

岐伯曰：肝者，主为将，使之候外，欲知坚固，视目小大。黄帝曰：善。

肝开窍于目，你要想知道肝脏是否坚固，就看人的眼睛，就"视目小大"。

岐伯曰：脾者，主为卫，使之迎粮，视唇舌好恶，以知吉凶。黄帝曰：善。

脾是消化粮食的，要想看脾，看唇舌，"以知吉凶"。

岐伯曰：肾者，主为外，使之远听，视耳好恶，以知其性。黄帝曰：善。愿闻六腑之候。岐伯曰：六腑者，胃为之海，广骸、大颈、张胸，五谷乃容。鼻隧以长，以候大肠。唇厚、人中长，以候小肠。目下果大，其胆乃横。鼻孔在外，膀胱漏泄。鼻柱中央起，三焦乃约，此所以候六腑者也。上下三等，藏安且良矣。

肾开窍于耳，你根据他的这个耳音就能知道肾的情况。然后黄帝说，那我还想听六腑之候。

"岐伯曰：六腑者，胃为之海，广骸、大颈、张胸，五谷乃容。鼻隧以长，以候大肠。"这我们知道了，人中那个地方，鼻子的隧道，

"以候大肠"，这是因为肺与大肠相表里。"唇厚、人中长，以候小肠。"脾和胃，大肠和肺，心和小肠是一对儿，那么人的舌头为心之苗，通过观察这个就能知道脾胃小肠。

"目下果大，其胆乃横。"有些人下眼袋的地方就像横着一个果核一样，说明"其胆乃横"，胆的状态。"鼻孔在外，膀胱漏泄。"不好意思，这怎么解释呢，一旦我们下面有鼻孔外翻的，这是人体这个外面长得和里面是相配合。"鼻柱中央起，三焦乃约"，鼻子中间鼓起了一块，三焦乃约是说鼻柱隆起，三焦密固。"此所以候六腑者也。上下三等，脏安且良矣。"大家就根据经文，慢慢琢磨，摸摸自己，感觉一下，上中下三者匀称，那么内脏一定安固而且功能良好。

《决气第三十》

黄帝曰：余闻人有精、气、津、液、血、脉，余意以为一气耳，今乃辨为六名，余不知其所以然。岐伯曰：两神相搏，合而成形，常先身生，是谓精。

就说我以为这就是混元一气，现在变为六个名，"不知其所以然"。这个词是成语，"不知其所以然"，出自《黄帝内经》。"岐伯曰：两神相抟，合而成形，常先身生，是谓精。"这跟《本神》里面"两精相抟谓之神"相对应。两神相抟，有的书解释为男女相交，我认为经文愿意并非如此，是指人体生身之前就有的元精，与父精母血三缘和合，形成胎儿。

何谓气？岐伯曰：上焦开发，宣五谷味，熏肤、充身、泽毛，若雾露之溉，是谓气。何谓津？岐伯曰：腠理发泄，汗出溱溱，是谓津。何谓液？岐伯曰：谷入气满，淖泽注于骨，骨属屈伸，泄泽补益脑髓，皮肤润泽，是谓液。何谓血？岐伯曰：中焦受气，取汁变化而赤，是谓血。何谓脉？岐伯曰：壅遏营气，令无所避，是谓脉。

什么是气呢？"上焦开发，宣五谷味，熏肤、充身、泽毛，若雾露之溉，是谓气。"什么是气给你解释，起什么样的作用？"熏肤"，气充实，身体这个皮肤就是我们的一个有形的气球，被充起来。熏肤、充身、泽毛，肺主皮毛，气一充实，你看它具备的这个作用，"若雾露之溉"，地球表面有一层雾露一样覆盖着，有润泽，就是皮肤湿润，不用买那个化妆水。就是人健康情况下，可以不用任何化妆品，皮肤仍然是有弹性、有光泽、细嫩，正常情况下都应该是这样的。所以要保护好精、气、神、血、脉……

何谓津呢？"腠理发泄，汗出溱溱，是谓津。"这个"腠"是三焦汇通的地方，汇通真元的地方，就是属于关节的地方。"理"是肌肉的纹理，没看过自己的纹理，吃过猪肉吧？或者看过猪肉吧？我们说那个肉丝、纹理，一块一块的。

何为液？"谷入气满，淖泽注于骨，骨属屈伸，泄泽补益脑髓，皮肤润泽，是谓液。"津是津，液是液。吃谷，入到身体里，化为精气，满了；淖泽，像沼泽一样它有水，注于骨，形成骨髓；然后这个东西补益脑髓。我们举了高尚的那个例子，倒转河车，后面过三关，一直补髓脑海，这是高尚的人。不知道补益的呢？卑鄙下流，变成体液，排出。皮肤就会越来越干，毛孔就越来越粗大，怎么打扮都恐怖。

我亲眼见过这样的人，无意当中，我去一个大学看我们一个朋友，她坐在我们这朋友的对面，非常时髦的一个女士，时髦到什么程度呢？

当时天气比较热，她的裙子内裤都能漏出来，很过分，但她就觉得自己漂亮、时髦。在我进屋以后，接近她的时候，有一种寒毛直竖的感觉。走近以后我才发现，她那种所谓高级化妆品掩盖下的皮肤，那个毛孔是一种恐怖的状态。她是卖酒的，那肯定吃东西也不注意，还有一些不良的行为，才导致皮肤是那种状态，孝道、义都有亏。

何谓血？"中焦受气，取汁变化而赤，是谓血。"这个"受气"不是说我们是熊包，别人欺负我们那个受气，这个气是化生五谷，中焦这个地方接受精气。"取汁变化而赤，是谓血。"知道血怎么来的了吧？它还是我们那个元精、元气化现的，你需要什么，它就变现成什么。所以要保护我们那个元精、元气、元神，它没有了，就会血枯、气消、身体弱，什么毛悴色夭，智力下降，就等于没有荣华，那就不要谈富贵。

何谓脉呢？"岐伯曰：壅遏营气，令无所避，是谓脉。""壅"，堵塞；"遏"，遏制，就是把它限制住。能明白吗？就是水如果没有土做河床，那水会洒得哪都是。我们把水比作那个能四处流淌的灌注的阳气，《生气通天论》里面说了嘛，如果阴不胜阳，病乃狂，知道吗？狂就是不受限制啊。那脉呢，就是我给你设置一个管道、一个规矩、一个限制。所以规矩、法令、伦理都是道，让我们走人道的。按照这个戒律去走，走到最后，一定修成。

黄帝曰：六气者，有余不足，气之多少，脑髓之虚实，血脉之清浊，何以知之？岐伯曰：精脱者，耳聋；气脱者，目不明；津脱者，腠理开，汗大泄；液脱者，骨属屈伸不利，色夭，脑髓消，胫痠，耳数鸣；血脱者，色白，夭然不泽，其脉空虚，此其候也。黄帝曰：六乞者，贵贱如何？岐伯曰：六乞者，各有部主也，其贵贱善恶，可为常主，然五谷与胃为大海也。

津液不足的话，会要命的，所以为什么急救的时候说弄点盐水灌下去。"血脱者，色白"，贫血症。"夭然不泽"，人体要是没有血的话，就没有血色嘛，所以人越到老年血色越淡，皮肤越干。"其脉空虚，此其候也。"一把脉呢，空虚。

《病本第二十五》

先病而后逆者，治其本；先逆而后病者，治其本；先寒而后生病者，治其本；先病而后生寒者，治其本；先热而后生病者，治其本；先泄而后生他病者，治其本，必且调之，乃治其他病。先病而后中满者，治其标；先病后泄者，治其本；先中满而后烦心者，治其本。

为什么念出来不做过多的解释呢？这是做医生用的，我们大体上有一个印象，因为我们现在谈治未病，不是治已病，有一个印象有一个常识，你就知道什么样的病怎么受寒，然后先治标还是先治本，一旦自己有亲属或自己有点风吹草动，现查都赶趟儿。最重要的是这两天我们强调的那个治未病，从根儿上讲伦理道德。如果说在座有做医生的，那您可以在《病本》这一篇上多下点功夫。

有客乞，有固乞。大小便不利治其标，大小便利，治其本。

这是从症状上来区分。

病发而有余，本而标之，先治其本，后治其标；病发而不足，标而本之，先治其标，后治其本。谨详察间甚，以意调之，间者并行，甚为独行；先小大便不利而后生他病者，治其本也。

后面这个，先表现的是大小便不利，然后由这个症状又引生了其他的病症，那你就先治其本，后治这个大小便不利，就这个意思。

《逆顺第五十五》

黄帝问于伯高曰：余闻气有逆顺，脉有盛衰，刺有大约，可得闻乎？伯高曰：气之逆顺者，所以应天地阴阳四时五行也；脉之盛衰者，所以候血气之虚实有余不足；刺之大约者，必明知病之可刺，与其未可刺，与其已不可刺也。

伯高说，气有逆顺是应天地阴阳四时五行，这一句话是总括。这气为什么有顺有逆？它是顺应天地阴阳五行来的。脉之盛衰怎么来的呢？是候血气之虚实有余不足，把脉的时候能够感觉到，脉有盛衰，是因为你血气虚实有余不足这个状态表现出来的。"刺之大约者，必明知病之可刺，与其未可刺，与其已不可刺也。"就是下针的时候，这是针灸，总的原则你要知道，到底可刺不可刺。

黄帝曰：候之奈何？伯高曰：兵法曰无迎逢逢之气，无击堂堂之阵。刺法曰：无刺熇熇之热，无刺漉漉之汗，无刺浑浑之脉，无刺病与脉相逆者。

稳定后是什么样子？伯高回答说，兵法说无迎逢逢之气，无击堂堂之阵。对方来势汹汹的时候，你不要直接就对着他去迎战，要把他的锐气卸掉。他是以兵法来形容，就病来如山倒，病来的时候如果很凶猛的话，这个时候别着急，先等一刻。

"刺法曰：无刺熇熇之热，无刺漉漉之汗，无刺浑浑之脉，无刺病与脉相逆者。"针的刺法说，当它正是蓬勃发展的热症啊，出汗啊，这个时候不要下针，要等，等一个时机，就是你下针的时候不要跟它相逆。比方说，他正在气头上，你非得要跟他论断个是非曲直，效果好吗？不好。你得等他骂完，消完，等他自己都觉得自己过分的时候，你再给点药，一药而济，或者一下就能够像俗话所说的"进盐晶"，就听得进去。在气头上，你越呛，他越来劲儿，这个病可能也是这个样子。

黄帝曰：候其可刺奈何？伯高曰：上工，刺其未生者也；其次，刺其未盛者也；其次，刺其已衰者也；下工，刺其方袭者也；与其形之盛者也；与其病之与脉相逆者也。故曰：方其盛也，勿敢毁伤，刺其已衰，事必大昌。故曰：上工治未病，不治已病，此之谓也。

上等的医生，还没等这种病状要出现呢，就是"上工治未病"，直接就把它疏通了；下一等的，就是第二等的，"刺其未盛"，它还没发展到繁盛的时候；第三，"刺其已衰"，已经发展了，但是在它衰落的时候下针；最下等的医生，"刺其方袭也"，就是来势正猛的时候，就得一通忙活；"与其形之盛者也；与其病之与脉相逆者也"，就是全都不讲究时机火候。

"故曰：方其盛也，勿敢毁伤，刺其已衰，事必大昌。"就相当于《素书》里面的：贤人君子，潜居抱道，以待其时，时至而行，得机而动，能成绝代之功，能极人臣之位。治病也是这样。

"故曰：上工治未病，不治已病，此之谓也。"本身是做医生的，人家得病了，你不给治，那是说不过去的。但是他要治，最好是治你还没有严重到一定程度的。

贯通式阅读体验

现在给大家一个建议，就是贯通式阅读体验，我建议大家把《黄帝内经》《广义相对论》和《维摩诘所说经》第一品合读。全世界只有我一个人这样建议，没有第二家。为什么这三篇呢？《黄帝内经》是中华文化典籍当中说透了阴阳脏腑、天人合一观，一部原创经典，而且是非常细致，人体十二经、三百六十五络和外面的四气、一年十二月、三百六十五天完全是相应的。《广义相对论》的结论就是物质决定时空，那我说人这种能动的物质也决定自己的时空、命运和世界。《维摩诘所说经》在唐代非常流行。大诗人王维，字摩诘，名字哪来的呢？就说明人家的祖父或者是父亲就是读书的人，把维摩诘三个字拆开，名叫王维，字摩诘，所以他的诗，诗中有画，画中有诗，很有禅境，意境高远，那真是有文化。因为唐代以后，儒释道医武各家经典都是我们传统文化里面的精华，所以我是建议把《维摩诘所说经》第一品跟前面两个经典合读。

为什么是第一品？因为它第一品里面，舍利弗心里产生一念：我看这个世界，丘陵坑坎，就是烂烂糟糟，好像很肮脏。但是老师说，我们心地里面要干净的话，那你应对的世界是干净的，所谓心净则国土净。大家听说过这句话，对不对？他在动念的时候老师就知道他这个心念，就告诉他，不要这样想，我在此地观察此世界即是七宝庄严之世界。这是什么世界？纯净的世界。然后在当时这场会上有一个听经的天王，叫螺髻天王，大概他的发型像海螺一样，叫螺髻天王。他也告诉舍利弗，说尊者不要这样想，我现在观察这个世界像琉璃天宫一样，就是和我家里待的没什么两样。为什么是这样？三个人在同一个空间里看同一个世界怎么竟然是不一样的呢？这是我最初想的，对不对？然后我又看科学资料，说那个鸭、鹅、鸡、狗是不同程度的色盲，它们看这个世界跟我们人类现在看的这个色彩斑斓的世界是不一样的，有一些动物看这个世界不是有颜色的，就是个黑白世界。哎，我觉得这很奇妙。然后我眼睛近视了，这也给我一个提示，我看不清楚，别人就看不清楚吗？不是吧？我不色盲，但是有色盲的同胞啊，那言外之意就是我们每一个人看世界都不同。谁决定的？（听众答：自己。）哎，从这里面去观。

天人合一是这样的一个概念，你决定了自己的一切！包括看世界的色彩。你看这是黄色，我看也是黄色，但每个人看的这个黄色一样吗？你看的这个青色和他看的这个青色是一样吗？有些时候我们会发生这种情况，我看这不是深蓝色吗？他就说是黑的，就说是一种黑色，每一个人看世界是不同的。一花一世界，（有人接：一叶一菩提）啥是菩提？菩提是明白的意思，不要被词汇沾染住，是明白。确实每一个人都有一个世界，所以要看《广义相对论》。

延伸阅读

那我们今天再给大家一个延伸阅读，建议大家读《素问》的《金匮真言论篇第四》《阴阳应象大论篇第五》《保命全形论篇第二十五》，然后看《灵枢》的《经脉第十》《经别第十一》《经筋第十三》。

给大家简要地介绍了西晋王叔和的《脉经》，说我们伟大的母亲十个月之内怀我们的时候，除了小肠经和心经一直值班，其他各经一经主养一月我们才分娩而出。那结合《黄帝内经》，你再看《经脉》《经别》《经筋》，对于我们人体的构造、生发、使用、保护、维护，适当地校点儿油，休息一下，长寿之道也。相当于了解我们人体的线路，就是你汽车上有油路、电路，对不对？就相当于了解人体的线路，怎么布线的，这个经络从哪一个穴道里出来，怎么巡行全身，走到哪儿结束。为什么有些人眼睛突然看不见了，一个医生会在他的小脚趾上狠命的一掐，他"嗷"的一嗓子，一下子就看见了。什么原因？你找那个经络、找到那个源头、找到那个原穴，你就知道它为什么是这样的。

我就治过一个病历，一个孩子的妈妈求助，说她女儿痛经，疼得出汗，打滚儿，打电话求助。这怎么办呢？不去看医生。我说你家里有艾灸条吗？我说没有艾灸条，有抽烟的香烟都行。她说有啊，我说那你就试一下，把烟或者艾灸条点着，灸你姑娘大脚指头外侧，靠近指甲那个部位，灸它五分钟试一下。十分钟以后打电话，说很安然地睡着了。就是受寒。在相应的经络的原穴上给它一点热量，经络里面我们说的那个营气，它自动地就恢复经营啊。"经营"这个词是从《黄帝内经》里出来的，是从人体经络营运自己全身里来的。所以为什么说《黄帝内经》我读成了经济学，不是我有意地给它加上经济学的概念，是它本身说的就是经济的含义。（掌声。）

经络是非常神奇的，非常管用的，你只要给它一点热量，那个能量迅速地就会传遍全身。暖和过来就不疼了嘛。都会背，说"通则不痛"，但怎么通呢？能量它得有管道可走啊，就是我们这个电线，它要没有布线的话，怎么来的？现在无线电波，也得有个基站发射出来，然后有个东西接受，它总得有个东西来传导，对不对？我们知道经络，知道穴位，解决的就是关键点，解决的就是线路。

从伏羲开始的中华史

我们在中华历史的坐标系当中看一下黄帝的位置。从"伏羲画卦"开始，传说伏羲和女娲是兄妹的关系，伏羲在位一百一十一年，之后传给了他的妹妹女娲，也就是说女娲也是天子。有人说武则天是第一个女皇，我不承认，女娲是。而且她是道家修行真正的高人，从抟土造人和炼石补天这两个道家隐秘的秘诀，就已经说明她是道家的真人。然后，经神农八代，传到五帝。司马迁的《史记·五帝本纪》第一篇开篇从黄帝开始，他是公孙轩辕；然后经过夏商周约一千八百五十年，到前二百五十六年，秦朝灭周；然后秦朝十五年而灭，经过三国两晋南北朝；随后隋朝二十九年而灭；又有唐五代十国宋元明清；民国三十八年退出大陆，进入历史；现在我们是中华人民共和国。

大家看一下，秦朝，短命的朝代，随后崛起了汉朝，前汉、后汉四百年。我们到今天不是少数民族的话，我们都叫汉族；我们这个华语长时间叫汉语；我们书写这方块字，叫汉字；我这种衣服叫（听众说：汉服。钟博士说：褂子。众笑。）汉服。越是民族的东西，越具有世界性。然后又有一个很短命的朝代，隋朝，之后又崛起了一个将近三百年的盛唐。现在说中华近古的历史，必称"汉唐"，是我们的骄傲。而现在我们处于的历史时空，是中华人民共和国。中华民国，尽管在台湾他们还那么叫，但是我们这里已经改朝换代了，对不对？我们是在联合国唯一合法的政府，民国时间也不长，三十八年。而且现在中国建国近七十年，那么您看《汉书》或者是看司马迁《史记》对汉初的描述，就是建汉六十年到七十年之间怎么描述的，再看今天，我认为实质上一模一样！言外之意就是我们现在是一个盛世的开始。（掌声。）

我读古书发现二十四史里面，从宋朝以后这个历史都叫"史"，宋朝以前都叫"书"。唐书有《新唐书》《旧唐书》，然后有《汉书》。翻开《尚书》，里面竟然有《周书》《商书》《夏书》和《虞书》，有的版本叫《虞夏书》。那我就想问，原来《尚书》的规模是三千多卷，现在我们只能看到二十八九卷没有争议的，加上有争议的，四十多卷，绝大部分散失了。也许未来考古出土的文献资料，能够把中华历史重新再接续起来，但现在我就认为，我们在历史上应该有《陶唐书》。《有虞书》说的就是大舜那个时候，陶唐是尧的时候。但《尚书》以《尧典》开始，那再往上，帝喾国号叫高辛，为什么没有《高辛书》《高阳书》？然后黄帝叫有熊氏，为什么没有《有熊书》或者叫《有书》？神农氏有个《神农本草经》，那有没有《神农书》？伏羲有没有《伏书》？追溯中华的历史，我们就知道往后传，如果丢失了根本的精神，可能像庄子说的，"道术将为天下裂"，越往后越不像样子。

中华文化里有真东西

第一张表，大家可能还会有印象，就是上古天子的寿数没有低于一百岁的。舜，就算是短寿了，正好一百。那么春秋诸子当中，也就是周朝诸子当中，大家看一下：

管子	晏子	老子	孔子	孙子	墨子	庄子	孟子	荀子	韩非子
79岁	96或78岁	160岁	72岁	76岁	98岁	84岁	84岁	76岁	48岁

管子七十九岁，晏子九十六岁或七十八岁，老子其实多大岁数不知道，有说一百六，有说二百一的，还有不知所终，因为骑牛走了，到哪儿去了，不知道。包括张三丰也是，生的年月可以查准，什么时候化形走的，不知道。孔子活得最短七十三岁，孙子七十六岁，墨子好像九十八岁，庄子八十四岁，孟子八十四岁，荀子七十六岁，韩非子死于非命，由于才华横溢，秦始皇器重，李斯下毒，毒死了，四十八岁。除了他一个非正常死亡以外，所有的周朝诸子都在七十岁以上。唐代大诗人杜甫那句"人生七十古来稀"是错的。上古历史不活过七十，算夭折。

而且孔子是破了天年之数。学《黄帝内经》都知道，男子过了八八六十四，女子过了七七四十九，再怀孩子，这个孩子也过不了这个数。经文当中明确所示，这样的人不长寿。因为气衰了，也就是说他先天禀赋的精气神就少，用不了那么多年，很简单的道理，很物理的道理。可是孔子他老人家活到七十三岁，走的时候，前一周，我们现在说叫"预知时至"，他知道自己要走了，梦见自己在两楹奠之间，被人祭奠，然后走的时候是唱着歌走的，神志清醒，这是有大修行的标志！是真的。他本来应该活不过八八六十四，但是他活到七十三，而且是这个状态走的。七十岁时是什么境界呢？"七十而从心所欲不逾矩"，借用一个词，"明心见性"的境界。

所以，民间传说七十三、八十四是坎儿，我说不是坎儿，那是孔圣人和亚圣人的寿数。很多人就自甘卑劣，说那你能活过圣人的年龄吗？慢慢传，以讹传讹，就传成了"坎儿"。不是什么坎儿，你能活到七十三是荣耀，我达到孔子那个岁数了；活到八十四更是荣耀，我达到亚圣的境界了；那你活一百六呢？追平老子最短的一个传说寿数，马马虎虎算道家一个真人呗。我跟大家说，退休以后领一百年退休金，其实我没那么贪，你想想，绝大多数的好朋友都不在了，像南先生说，剩你孤家寡人一个，人家像看大熊猫一样地来看你，也没有意思了。所以领够了，该走就走。（笑声。）

这是我说的仁者寿，中华文化有真东西，不是古来稀，正常情况下应该都是活一百岁。广成子传说是一千两百岁，那姑妄言之，姑妄听之。这个"十二金仙"之一，在崆峒山留下两个升天时的大脚印，没事大家去看一下，但女同志不要把脚放在脚印里面。（笑声。因为周代的祖先，他的母亲到野外去玩，看到一个大脚印，很好奇，就把脚放进去，说身子忽然一动，就有孕了。）

庄子说："以刑为体，以礼为翼；以知为时，以德为循。""圣人之治也，治外乎？"圣人治理天下，是治理外面吗？不是。"正而后行，确乎能其事而已矣！"你只要心正，然后身正，孔子说"不令而行"，这就是中国的管理。你把自己管理好以后，天下太平；管理不好，别人不服你。你看，凡是成大业的那些人，一批杰出的人才全都心悦诚服地跟着他，这绝对是有原因的。有些人骂刘邦是小流氓，亭长嘛，但是你想汉初那么多杰出的将星闪烁，为什么服气他？他一定有过人之处。有些人说，马云也不像是富贵相啊，但是你想，他们十七八个人愿意放弃在北京工作，回杭州跟他创业，就在他家的房子里面，那一拨人每月只有五百块钱，为的是什么？他一定有过人之处啊！所以不要轻易地评价一个核心的领导者。

《黄帝内经》学说对经济学的贯通，从人体的周期和波动，你能了解国家经济的周期和波动，完全可以比类取象地应用于国家，了解自己就了解国家，也了解他人。我们看古书的时候呢，有些时候障碍于文字，今天说的话这个概念和古代说话的那个概念，你可以通过文字表象找到同一个实质，有些词汇古今可以贯通来了解。那你就知道，其实古代社会跟现代社会除了外相上有差别，实质上没啥改变。

《黄帝内经》学说是中国传统经济学的一个精髓，天人合一观是理论的基石。人体天然分工，你就知道，国家各个部门也必然有分工，关键是分工还必须有合作，这是组织的天然协调。而且天道伦理的本质不但贯穿到国家，更关键是贯穿到我们这个有形的物质身体。是无中生有的物质化现，你看《道德经》说无中生有，怎么无中生有？我们就是无中生有。"有德此有人"，德能看见吗？看不见，可是你能有德相啊。十年前，大连一个中专学校，因为那个班二十六个学生，二十三位是女学生，所以她老师请我去，我就去了。教好一个女孩子，有淑女有贤妻，有贤妻有良母，有良母就有孝子贤孙，有孝子贤孙就有和谐社会，有和谐社会就有强大的国家，就有中华民族的伟大复兴，（掌声。）所以为她们尽力是理所应当的。到那我跟她们讲，我说，假如今天告诉你们的道理你听懂了，你们去践行，三年之后你回来看我的面相还这个德行，你不要再听了，说明我骗你。三年还没有变化，命运没有变化，那就是出现特殊情况了，以前亏得太大了。

我们的使命、责任和担当就是延续圣贤的慧命，把经典的精神传承下来，这叫慧命，相当于生命。弘扬正道，利益天下。维护健康不是为了让自己更高、更快、更强地去贪嗔痴，贪名贪利，与人争；而是为了自己有更好的体力、更好的智力、更好的服务标准，为天下服务，这是维护健康的意义。天下包括什么？人民、生灵和环境。

健康的秘诀就像洁净的天空一样，要纯净，就是我们的心要有一颗天心，你的心恢复了天心，那你体内所谓三魂七魄里面那些干扰你的，喜欢吃喝玩乐的，喜欢美女的，也动摇不了你的心志。性要安定，心要清净，身要常动，就是要多干活。清净是健康之母。

又回复到《黄帝内经》起始的五句话："法于阴阳，和于术数，食饮有节，起居有常，不妄作劳。"

健康最大的敌人是自己的不良情绪。以后不要抱怨、不要懊恼、不要嫉妒、不要贪婪、不要嗔恨。坚持一段时间，你就不糊涂！

希望大家从此践行《黄帝内经》，不治已病治未病，不治已乱治未乱；颐养天年，普济天下！

谢谢大家！

祝大家身心清净，福慧美满！

净心以祛病　积德以寿生

——《黄帝内经选解》后记

　　2016年11月25—27日，应秦皇岛市家庭伦理道德研究会的邀请，我不得不再一次"恭敬不如从命"，面向大众简略报告自己修学《黄帝内经》部分章节的体会和感受。经过研究会同人对讲座视频精心地初步整理，和大连海事大学江南等中华传统文化践行小组的老师们严格校阅，最后通过新华出版社的多次编校，才有了这本小书的问世。

　　"经文不厌百回读"，是我阅读中华传统原创经典的原则，"温故而知新"，一遍有一遍的悟处，一遍有一遍的收获；"经典不厌百回讲"，是我讲解中华传统原创经典的原则，"学而无厌，诲人不倦"，一遍有一遍的境界，一遍有一遍的升华。

　　如果通过努力，我能够使一位同胞开始相信《黄帝内经》并试着在生活中践行，我不在乎谁推荐的股票将要连续涨停板，或者谁创造的机会可以一夜成名。把《黄帝内经》的某些篇章当作"普通经典"而不是"医学专著"来传播，是我的一大心愿，这样不但可以破除大家觉得《黄帝内经》高深难读的印象，敢于阅读，勇于实践，加深对一些人体生命规律常识性的了解，还可以最大限度地实现"治未病"的目标，提高炎黄子孙的健康状况和生活质量。

　　身体上的荣华是物质世界富贵的基础。没有健康，钱有何用？没

有健康，天大的名声，又有什么意义？为了钱财、权力和名声，悖道逆德，过度消耗精气，破坏身体健康，乃是本末倒置、饮鸩止渴的蒙昧之举，有道者不处。《大学》有言："德者，本也，财者，末也"，一切财富、权力和名誉，皆是德行化现的外在形式。"善不积不足以成名，恶不积不足以灭身。"德之本立而发财之道生，德之本立而威权之道生，德之本立而成名之道生，何用处心积虑地运作、设计和周旋？医生张仲景在《伤寒论》序言中说："怪当今居世之士，曾不留神医药，精究方术，上疗君亲之疾，下解贫贱之厄，中以保身长全，孜孜汲汲，唯名利是务"，真是一语中的！两千年来依然听之如新。

表面上看，健康在现象上是生理和心理问题，在本质上却是道德问题。此"道德"不是当今大众通常所理解的那种没有约束力的"道德说教"，而是中国古人亲身验证过的本质规律，《黄帝内经》所言"德全不危"，真实不虚。

近十余年来，我日夕沉潜于《黄帝内经》等多部传统中华经典，对"人身阴阳合一之道"略有体证，遂觉知"人身乃天道显示器"，由此明白"天人合一"之要妙，从而获得终极至简的健康养生法则：心清净则身体健康。

心清净，则道法自然。随顺自然生活，就会随遇而安，怡然自得。

心清净，则主明下安。保持头脑清明，就会循道而行，肌体康健。

心清净，则德全不危。圆满自性光明，就会磊落坦荡，邪气不干。

心清净，则怨气不生。扫除心地垃圾，就会身心爽朗，百病不染。

心清净，则杂念不起。戒除诸种妄念，就会专气致柔，生生不息。

心清净，则慧日长存。心中阳气充足，就会血气顺畅，营卫通调。

何以故？心地清净，若朗日行空，于人则神清气爽、血脉和调；于国则风调雨顺、国泰民安，何来灾疾？然而一念不净，即成染污，可成病源，经史所铭，不胜枚举。历史记载，悟达国师一念贡高，人面疮入身，若无此念，即无此疮。世间有志修行者，尤其是当世享得大名者，应谨慎思之、戒之。《易经》言"厚德载物"，孔子云"仁者寿"，何不"净心以祛病，积德以长生"？

回想在整个学习过程中，大家过得非常开心，与其说一起学习我们先祖的文化遗产，还不如说一起度过了一段快乐的时光。讲堂上笑声不断、掌声不断，看得出来绝大数同人的心境大大地改变了。若能慎终如始，永葆当时的虚灵恬淡、快活自在，那么对于百岁以上的天年，"虽不中，亦不远矣"。

感恩天地承载、父母生养、国家培育、师长教化、圣贤示范、万物自在。

钟永圣

农历丁酉年小寒于大连井外天书屋